Koch

Sich wohl fühlen bei jedem Wetter

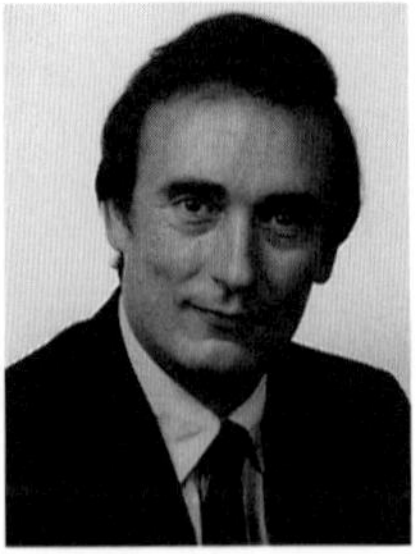

Dr. med. Lutz Koch (* 1945) ist Facharzt für Physikalische und Rehabilitative Medizin und ausgebildeter Arzt für Naturheilkunde. Er arbeitet am Reha-Zentrum im Klimakurort Graal-Müritz an der Ostsee. Angeregt durch viele Fragen seiner Patienten, beschäftigt er sich seit Jahren mit dem Thema Wetterfühligkeit.

Dr. med. Lutz Koch

Sich wohl fühlen bei jedem Wetter

Mit 7-Tage-Programm gegen Wetterfühligkeit und großem Wetterkalender fürs ganze Jahr

TRIAS

Leserservice:

Wenn Sie Fragen oder Anregungen zu diesem
Buch haben, schreiben Sie uns:
TRIAS Verlag, Postfach 301107
70451 Stuttgart

Umschlaggestaltung:
Cydus · D+P Loenicker, Stuttgart

Textzeichnungen:
Friedrich Hartmann, Nagold

Lektorat:
Uta Spieldiener

Bildnachweis:
Cover: Image Bank
MEV: S. 12, 26, 82, 170, 210
Bavaria: S. 42, 64, 138, 145
Reismann: S. 152, 156, 164, 165, 168
Couples and Teens: S: 196
Buchrückseite: Bavaria

Die Deutsche Bibliothek – CIP-Einheitsaufnahme
Koch, Lutz
Sich wohl fühlen bei jedem Wetter : Mit 7-Tage-Programm gegen Wetterfühligkeit und großem Wetterkalender fürs ganze Jahr / Lutz Koch. – Stuttgart : TRIAS, 1998

Gedruckt auf chlorfrei gebleichtem Papier

Rüdigerstr. 14, D-70469 Stuttgart
Printed in Germany
Satz: Mitterweger Werksatz GmbH, Plankstadt
Druck: Parzeller, Fulda

ISBN **3-89373-411-2**

Zu diesem Buch

„Strahlender Himmel – meine Stimmung ist heiter. Es regnet – es befällt mich Traurigkeit." „Im Nebel fühle ich mich gereizt." „Wenn die Luft steht, bin ich müde und abgespannt." „Oft fühle ich die angekündigten Wetterveränderungen in meinen Knochen. Bin ich wetterfühlig?"

Experten schätzen, daß jeder dritte in unseren Breiten mit Beschwerden auf das Wetter reagiert – Frauen etwa drei- bis viermal häufiger als Männer. Mit zunehmendem Alter nimmt auch die Wetterfühligkeit zu. Kommen noch Erkrankungen und Altersleiden hinzu, sind diese Menschen besonders heftig durch Wetterreize in ihrem Befinden beeinträchtigt.

Der Mensch ist ein Teil der Natur – und damit gewissermaßen auch ihr Spielball. Jede Reaktion im Körper auf das Wetter kann man als Gradmesser des Gesundheitszustandes ansehen. Je besser man gegen die Einflüsse eines „schlechten" oder auch „guten" Wetters gefeit ist, um so besser kommt man mit den Unbilden oder Klimareizen zurecht. Es gibt kein schlechtes Wetter – nur schlecht angepaßte Menschen. Der sogenannte Wetterstreß sollte gar nicht erst den Menschen ergreifen.

Erfreulicherweise kann jeder selbst viel tun, um besser mit dem Wetter und im Wetter zu leben. Nur wenige Menschen reagieren auf die umfangreichen Wettervorgänge beschwerdefrei – ihr Organismus ignoriert sie einfach. Wer jedoch unter dem Wetter leidet, muß seine Gesundheit stabilisieren. Er sollte sich mehr den Reizen der Natur aussetzen, sich länger und öfter im Freien aufhalten, das Wetter auf sich einwirken lassen und so alle Klimareize häufiger an sich heranlassen. Unsere Urahnen waren noch täglich der Witterung ausgesetzt. Sie schärften so ihren Instinkt und ihr Verhalten gegenüber dem Wetter – lebten gesünder.

Jeder Monat des Jahres hat sein „eigenes" Wetter. Typische Abläufe der Natur beeinflussen zu jeder Jahreszeit das menschliche Befinden. Im Wetterkalender ab Seite 90 finden Sie viele interessante Informationen und praktische Hinweise zu jedem Monat. Sie erfahren etwas über mögliche Beschwerden und bekommen viele Tips zum aktiven Gestalten von Urlaub und Freizeit. So kommen Sie besser durch die entsprechenden Monate.

Ein Wochenprogramm mit Empfehlungen für den Tagesablauf von Montag bis Sonntag ab Seite 138 soll Ihnen helfen, selbst etwas gegen Ihre Wetterfühligkeit zu unternehmen. Schlagen Sie die Seiten auf und machen Sie mit! Suchen Sie sich Ihre Anwendungen und die für Sie zutreffenden Empfehlungen aus! Behalten Sie sie solange es geht bei. So werden Sie sich besser fühlen, gesund bleiben, zufriedener den Alltag meistern und Ihre Freizeit genießen.

Ihr Lutz Koch,
Graal-Müritz, im Juli 1998

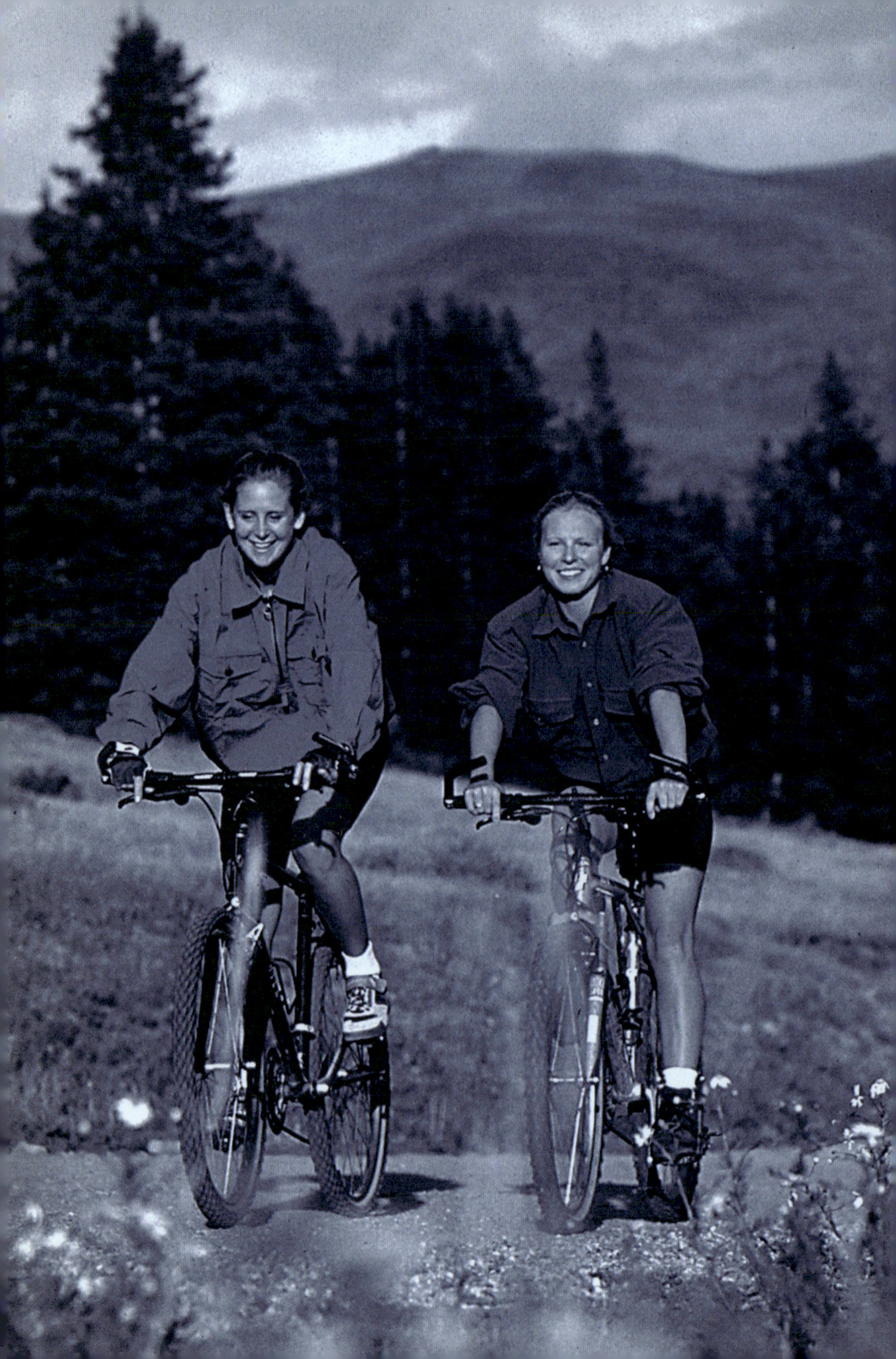

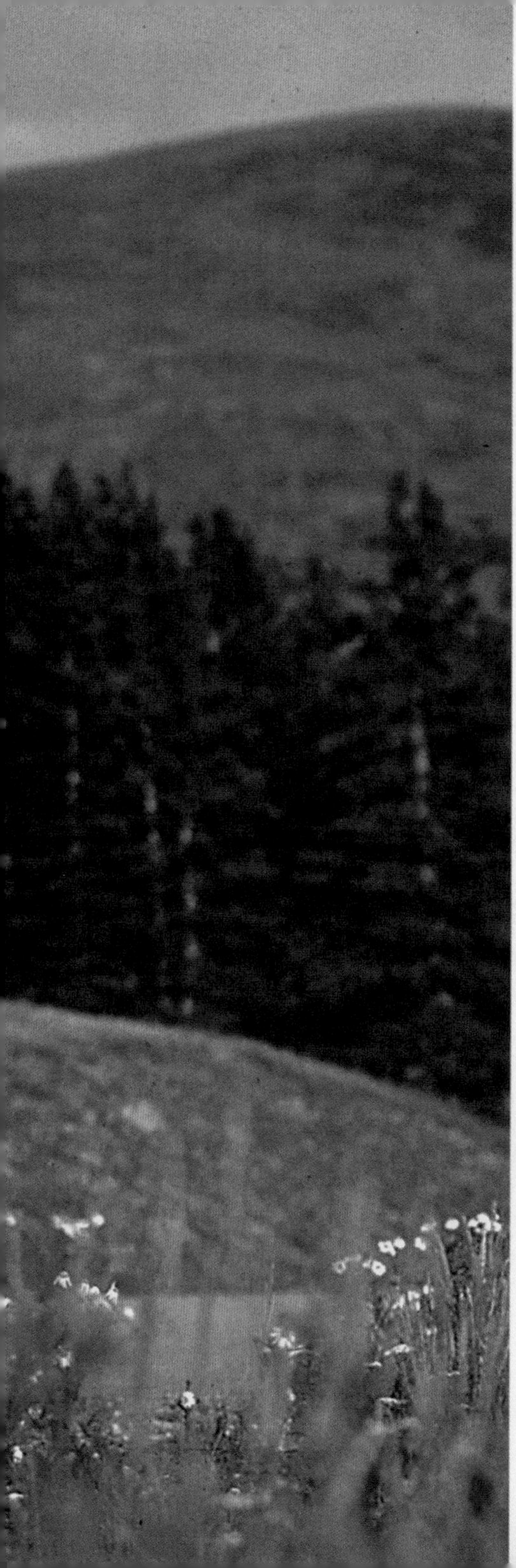

Wie uns das Wetter beeinflußt

Ob uns der graue Himmel aufs Gemüt drückt oder wir bei Sonnenschein und milden Temperaturen die ganze Welt umarmen könnten – dem Einfluß des Wetters kann sich niemand entziehen. Lernen Sie hier die Zusammenhänge zwischen Wetter und unserem Befinden kennen.

Bin ich wetterfühlig?

„Immer wenn das Wetter umschlägt, bekomme ich heftige Kopfschmerzen. Ich bin dann depressiv verstimmt – darunter leidet vor allem meine Frau. Auf meine Arbeit kann ich mich kaum konzentrieren. Macht mich das Wetter wirklich so krank?“

Das Leben des modernen Menschen ist durch einen extremen Mangel an Einflüssen durch natürliche Reize geprägt. Unausbleibliche Folgen: immer mehr Beschwerden durch Wettereinflüsse.

„An die dunkle Jahreszeit denke ich mit Grauen. Der November ist für mich der schrecklichste Monat. Das Wetter mit den vielen Nebeltagen geht mir auf den Geist. Ich bin nervös und fahrig, aber auch depressiv und lange Zeit verstimmt. In dieser Zeit kennt mich meine Familie nicht wieder. Liegt das am November-Wetter?“

„Meine Kinder lachen immer, wenn ich ihnen das Wetter für die nächsten Tage ankündige. Sie wollen das gar nicht glauben – sind aber erstaunt, wenn meine Voraussagen eintreten. Ich habe gehört, es gibt Menschen, die Wetter-‚vorfühlig‘ sind. Gehöre ich zu ihnen?“

„Ich leide seit meiner Jugend unter niedrigem Blutdruck. Zu meinen täglichen Mißempfindungen gehören morgendliche Antriebsarmut und Schwindel; oft wird mir sogar schwarz vor den Augen. Ich mache seit einiger Zeit etwas dagegen – mit viel Energie und eisernem Willen. Wenn aber Wetterfronten über uns hinwegziehen oder es drückend schwül ist, dann geht es mir wirklich schlecht. Ich fühle mich miserabel – fast krank. Was kann ich noch tun?“

„Den Urlaub im sonnigen Süden genieße ich mit Wohlbehagen und Tatendrang. Wenn ich dann wieder zu Hause bin und sich die Tiefdruckgebiete über Deutschland ankündigen, geht es mir nicht mehr gut. Sollte ich meinen Wohnort in den Süden verlagern?“

„April, April, der tut, was er will! – sagt eine Bauernregel. In diesem Monat macht mir das Wetter am meisten zu schaffen. Bin ich besonders wetterempfindlich oder sogar wetterfühlig?“

Fragen über Fragen, die ein Arzt fast täglich in seiner Sprechstunde hört. Es ist unbestritten: Das Wetter bestimmt über unser körperliches und seelisches Wohlbefinden! Das haben wir alle schon zu spüren bekommen.

Der Einfluß des Wetters

Am Wetter kommt keiner vorbei. Es ist zu einem untrennbaren Bestandteil des Menschen geworden. Jeder muß im und mit dem Wetter leben, so gut er eben kann.

Das Wetter hat *immer* Einfluß auf den Menschen! Es bestimmt zur Tages- und Nachtzeit sein Leben. Wir reagieren auf das Wetter – ob es schön ist oder nicht. Kerngesunde spüren davon wenig –, Sensible und Kranke empfinden jede neue Wettersituation als psychisch belastend und körperlich sogar krankmachend. Es ist bekannt: Je entwickelter die Zivilisation, desto häufiger und umfangreicher sind die wetterbedingten Beschwerden. Wetterämter mit ihrem medizin-meteorologischen Auskunftsdienst bestätigen: Die Zahl derjenigen, die Informationen wegen typisch wetterbedingter Beschwerden suchen, steigt ständig.

Klagen über das Wetter hört man fast jeden Tag. Es ist stets ein dankbares Thema. Man kann nicht genügend klagen – besonders über das Wetter. Jeder würde gern sein eigenes Wetter haben ...

Wetterfühligkeit ist eine Volkskrankheit

Ob jung oder alt – etwa ein Drittel der Bevölkerung dürfte in unseren Regionen mehr oder weniger wetterfühlig sein. Wie stark das Wohlbefinden durch Wettereinflüsse beeinträchtigt wird, hängt in vielen Fällen vom jeweiligen Alter ab. So ist bereits jeder vierte zwischen 13 und 20 Jahren betroffen, zwischen 20 und 50 klagt annähernd jeder

In unseren Breiten gibt es eine große Zahl von „Wetterpropheten“, die die Änderungen des Wetters bereits fühlen, ehe sie für die anderen sichtbar sind. Sie gehören zu den typisch „Vorfühligen“ – immerhin 25 Prozent der auf das Wetter Reagierenden. 75 Prozent der Wetterlabilen spüren den Wetterwechsel erst, wenn er da ist.

dritte darüber. Nach dem 50. Lebensjahr hat fast jeder zweite seine Probleme mit dem Wetter. Im höheren Alter sind die Beschwerden wieder seltener. Warum Kinder weniger unter dem Wetter leiden, darüber weiß man noch wenig. Eltern, Säuglingsschwestern und die „lieben Tanten“ im Kindergarten beobachten allerdings, wie ihre Schützlinge durchaus verstärkt mit Lustlosigkeit am Spiel, Streitsucht, Weinerlichkeit und Wehleidigkeit auf Wetterreize reagieren. Solche Reaktionen nehmen zu.

Daß Frauen wesentlich häufiger als Männer betroffen sind, erklärt sich mit ihren ständig schwankenden Hormonen. Sind sie in ihren Wechseljahren – dann sind sie Spitzenreiter! Das Wetter beeinträchtigt Übergewichtige stärker als Schlanke. Gut Verdienende und in Saus und Braus Lebende sollen wetterempfindlicher sein als schlechter betuchte Menschen. Die „Reichen“ müssen also mehr Angst vor dem Wetter haben als die „Armen“. Sind sie zusätzlich noch feinfühlig, empfindsam oder launisch, schüchtern und pessimistisch – so sind sie besonders stark belastet. Je optimistischer, abgehärteter, robuster und kontaktfreudiger ein Mensch ist – ob reich oder arm –, um so besser kann er mit den Unbilden der Natur umgehen. Ihm hilft seine Selbstsicherheit und Energie, um wetterbedingte Beschwerden gar nicht erst aufkommen zu lassen. Er gehört auch in diesen Fragen zu den Glückspilzen des Lebens.

Bei Sonnenschein geht es vielen Menschen gut

Scheint die Sonne, stellt sich Wohlbefinden ein. Sorgen sind wie im Fluge verschwunden. Überall trifft man freudig gestimmte Menschen. Sie berichten: „Mir geht es heute gut. Ich könnte Bäume ausreißen!“ Mit viel Energie wird der Alltag gemeistert. Gesteigertes Lustgefühl beflügelt die zwischenmenschlichen Beziehungen – es entsteht mehr Spaß an der Liebe! Alles ist in Ordnung.

Die Sonnenstrahlen regen den Körper an, sorgen für einen gut funktionierenden und ausgeglichenen Hormonhaushalt. Lebensgeister werden geweckt. Endorphine – Glückshormone aus dem Zwischenhirn – führen zu euphorischen Gefühlen. Sie lindern aber auch Schmerzen. Die Sonne steigert den Sauerstoffgehalt im Blut. Das Herz schlägt kräftiger, sogar schneller – nicht nur, weil man den Geliebten im Sonnenschein sieht! Die Atmung ist tiefer und leichter. Viele Funktionen im Körper werden aktiviert. Rundum: Sonnenschein schafft Wohlbefinden.

Mark Twain hat einmal zum Zusammenhang von Psyche und Wetter gesagt: „Nichts kann einem die Türe zu sich selbst besser öffnen als ein Spaziergang durch schlechtes Wetter!“

Europäer sind besonders wetterfühlig

Warum reagieren in Europa, insbesondere in Mitteleuropa, so viele Menschen besonders empfindlich auf das Wetter? Sie sind keinen umfangreicheren meteorologischen Einflüssen unterworfen als die Bewohner anderer Regionen, Länder oder Kontinente. Und dennoch fällt den Forschern und Ärzten immer wieder auf, wie häufig die Bewohner über wetterbedingte Beschwerden klagen. Es gibt bis heute keine ausreichende Erklärung dafür. Vielleicht spielt der rasche Wechsel von Hoch- und Tiefdruckgebieten eine Rolle.

Ziehen Gewitterwolken auf und verdunkeln die Sonne, gibt es gehäuft trübe und häßliche Nebeltage, ist es regnerisch und kalt – dann ist die frohe Stimmung hin. Plötzlich erkennt man sich nicht wieder – ein Stimmungstief folgt dem anderen. Nicht nur der Geist leidet unter veränderten Wettersituationen, nein, der ganze Mensch ist betroffen. Wir sind eben ein Teil und damit ein Spielball der Natur. Sie beeinflußt und lenkt uns mit all ihrer Kraft – seien es Gesundheit und Wohlbefinden oder Mißmut und Krankheit.

Sind Sie ein Kaltfront- oder ein Warmfront-Typ?

Je nachdem, wie warme oder kalte Temperaturen verarbeitet werden, unterscheidet man die Empfindlichen in K-Typen und W-Typen:

- **K-Typen**

Die K-Typen reagieren auf Kälte empfindlich – sie frösteln, frieren, leiden unter kalten Füßen, erwärmen sich nur langsam. Ihr Wärmehaushalt antwortet nicht ausreichend auf plötzliche Kaltreize. Sinkt die Temperatur in ihrer Umgebung, ist ihr Wohlbefinden im Keller. Ziehen Kaltfronten über sie hinweg, wünschen sie sich, im warmen und sonnigen Süden zu sein. Die K-Typen sind ausgesprochene Kaltfront-Typen. Sie leiden an unwirschen Tagen besonders. Stets müssen sie sich warm anziehen. Sie stellen sich gern unter die heiße Dusche oder suchen regelmäßig die Sauna auf. Behaglich fühlen sie sich in ihrer warmen Stube. K-Typen sind Morgenmuffel – sie kämpfen um jede Minute, die sie noch im Bett bleiben können. Hochgewachsen, schlank und blaß mit Neigung zu niedrigem Blutdruck, wollen sie ihren Mann stehen. Dazu benötigen sie immer wieder Mengen an Energie, die ihnen ihr Stoffwechsel nicht liefert. Blässe der Haut, Frösteln mit Muskelzittern, kalte Füße und der Gedanke an Wärme beeinträchtigen den Arbeitsablauf. Wo sie doch eigentlich so penibel genau, aufopfernd, zuverlässig und selbstsicher sind. Sie leiden unter ihren Lebensbedingungen, machen sich ihr Leben aber auch nicht leichter.

Jeder Mensch regelt seine Temperatur individuell. Der eine schwitzt – der andere friert, fröstelt und leidet an kalten Füßen. Kompliziert wird es in der Partnerschaft: der eine gehört zum K-Typ – der andere ist W-Typ!

W-Typen

Die W-Typen sind eindeutige Warmfront-Typen. Ihnen geht es besonders schlecht, wenn die Temperatur ansteigt. Sie hassen plötzliche Wärme wie beim Föhn, in Hitzeperioden, bei starker Sonneneinstrahlung mit wenig kühlendem Wind und bei drückender Schwüle. Dann spielt ihre Psyche verrückt: Sie sind launisch, cholerisch, nörgeln mehr und ermatten schneller. Deshalb meiden sie Gegenden, in denen die Hitzebelastungen groß sind. Im Urlaub fahren sie in die hohen Berge und in nördliche Länder. Winterurlaub ist ihre Welt. Kalte Füße oder Hände kennen sie nicht. Für sie ist die kalte Dusche eine Wohltat – ein Muß am frühen Morgen. Selbst im Winter benötigen sie keine Handschuhe. Frühmorgens können sie, ohne zu zögern, aus ihrem Bett springen und aktiv den Tag beginnen – sie sind typische Morgenmenschen. Beneidenswert! Heiteren Gemütes, guter Laune, friedfertig, lebensbejahend, aktiv und dynamisch begrüßen sie mit voller Sympathie ihre Mitmenschen.

Wärme und Kälte ist das ein Problem für Sie? In jedem Fall ist das Empfinden von Wärme und Kälte wichtig. Es veranlaßt uns, entsprechende Maßnahmen zu ergreifen, um unangenehme Zustände abzuwenden.

Warum leiden wir unter dem Wetter?

Auch wenn sich nicht jeder genau dem K- oder W-Typ zuordnen kann, so steht außer Zweifel, daß immer mehr Menschen unter dem Wetter leiden. Doch warum können wir die täglichen Veränderungen im Wettergeschehen immer schlechter verarbeiten? Wie sollen wir ihnen entgegentreten? Könnten wir sie vielleicht sogar für ein besseres Befinden nutzen? Müssen wir uns durch sie krank fühlen? Wieder Fragen über Fragen. Die Antwort: Wir sollten einfach mit dem Wetter leben – wie unsere Vorfahren. Denn unsere Ahnen konnten noch mit dem Wetter leben. Warum gelingt uns das nicht mehr?

Der Grund ist einfach: Wir „verweichlichen“ mehr und mehr; wir härten uns zu wenig ab; wir setzen uns immer weniger den Reizen der Natur aus; wir nutzen die Reize von Wärme und Kälte nicht mehr für unsere Gesundheit, wir überfordern unser Nervensystem. Kurz: Unsere Zivilisation macht uns kaputt. Unsere frühen Vorfahren hatten darunter nicht zu leiden...

„Das muß wohl am Wetter liegen!“ heißt oft die einfache Erklärung von Allgemeinbeschwerden wie Schlafstörungen, Unwohlsein, Schwindel, Kopfschmerzen und, und ... Oft belächelt, wird diese Art von Volkskrankheit vielfach unterschätzt.

Aufenthalt in geschlossenen Räumen, Einbau von Klimaanlagen, das Auto als „bester Freund“, beruflicher Streß, familiäre Sorgen, Hektik, Terminzwang und Arbeitsrhythmen – sie schaden Körper und Seele von Minute zu Minute, von Tag zu Tag und von Jahr zu Jahr. Wir sind Sklaven unserer Epoche und finden kaum noch Zeit, unseren körperlichen und geistigen Funktionen und Regelsystemen freien Lauf und mehr Erholung zu gönnen. Mit unserem modernen Lebensstil meiden wir die Natur immer mehr – und verlieren dabei den besten Partner und Freund! Die unausweichlichen Folgen: Überempfindliche Reaktionen unseres Organismus auf die geringsten Veränderungen – auch Wetterveränderungen.

Unsere Vorfahren kannten noch keine Öl-, Gas- oder Fernheizung. Sie haben sich gegenseitig gewärmt!

Seit Urzeiten wirkt das Wetter auf den Menschen. Unsere Vorfahren reagierten noch angepaßt auf die vielen Wetterreize, da sie mehr mit der Natur verbunden waren als wir es heute sind. Sie waren aber von dem sich ständig ändernden Wetter – dem Wechsel der Jahreszeiten und den täglichen Wetteränderungen – abhängig. Möglicherweise handelt es sich bei der Wetterfühligkeit um einen alten Schutzreflex, der den Menschen bei Wetterveränderungen „vorwarnte“, so konnten sie überleben.

Das Wetter – seit jeher ein spannendes Thema

Die Beschäftigung mit der Wirkung des Wetters und des Klimas auf den Organismus des Menschen hat eine über zweitausendjährige Geschichte.

- Das erste Buch über die Meteorologie schrieb der griechische Philosoph Aristoteles (384–322 v. Chr.).
- Der griechische Arzt Hippokrates (460–377 v. Chr.) brachte die Beschreibung verschiedener Krankheitszustände mit der Darstellung des jeweiligen Wettergeschehens in Zusammenhang. Er nannte den Wind einen besonderen Reizfaktor. Daß ein „Einfluß der Luft auf die Gesundheit" existiert, erkannte er durch seine Beobachtungen schon damals. In seinen Schriften taucht auch erstmals der Begriff „Klima" auf. Er riet seinen Mediziner-Kollegen: „Man sei besonders auf der Hut vor Wetterwechseln und vermeide während dieser Zeit den Aderlaß, das Ausbrennen und die Anwendung des Messers." Ein Hinweis, an den die heutigen Ärzte auch öfter denken sollten.
- Der römische Leibarzt der Aristokratie, Aklepiades (um 100 v. Chr.), vertrat die Ansicht, bei Aderlässen das Klima und die Landschaft zu berücksichtigen.
- Im Mittelalter wurden medizin-meteorologische Kenntnisse von Mönchen gesammelt. Sie haben viele Erfahrungen von Griechen, Römern und Arabern in ihren wissenschaftlichen Schriften festgehalten.
- Philipp Theophrast Bombast von Hohenheim, genannt Paracelsus (1493–1541), wies Anfang des 16. Jahrhunderts in seinen Abhandlungen über die Gesundheit immer wieder auf den Einfluß von Atmosphäre und Planeten auf den Menschen hin – in gesunden und in kranken Tagen.

Die Beschäftigung mit der Wirkung des Wetters und des Klimas auf den Menschen ist keine Erfindung neuester medizinischer Forschung. Schon unsere Urahnen schauten besorgt aus ihren Höhlen zum Himmel.

- Gottfried Wilhelm Leibniz (1646–1716) forderte 1701 in einer Eingabe an den König, Beobachtungen über den Einfluß des Wetters auf den Menschen anstellen zu lassen.
- Der deutsche Philosoph und Dichter Johann Gottfried Herder (1744–1803) untersuchte eingehend den Einfluß des Klimas.
- Die *wissenschaftliche* Beschäftigung mit dem Wetter ist auf Alexander von Humboldt (1769– 1859) zurückzuführen. In seinem Werk „Entwurf einer physischen Wetterbeschreibung", 1848 erschienen, erkannte er, daß es die Veränderungen in der Atmosphäre sind, die bei vielen Menschen „merklich" Empfindungen auslösen.

Um umfassende Erkenntnisse zum Wohl der Menschen zu nutzen, empfehlen viele Wissenschaftler eine gemeinsame Arbeit von Ärzten und Meteorologen.

Wetter und Gesundheit – ein beliebter Gesprächsstoff

Wie eine Unterhaltung beginnen? Häufig dient das Wetter als Einstieg in ein Gespräch. Und da es täglich wechselt, wird es auch nie langweilig. Warum also nicht zuerst mal übers Wetter reden?

Wetter und Gesundheit sind in aller Munde. Über sie hat jeder eine Meinung und etwas zu berichten. Schon direkt nach der Begrüßung folgt fast obligatorisch die Frage „Wie geht's?" Oft wird darauf mit einem traurigen Blick zum Himmel und etwas mißmutig geantwortet: „Heute nicht so gut – das Wetter!" Und schon hat man einen Gesprächsstoff, der nun zum Verweilen und ausführlichen Erörtern einlädt. Fast alles wird aufs Wetter geschoben. Familie, Verwandte, Bekannte und Freunde zieht man als Tatzeugen heran, um dem Schwerenöter „Wetter" die Schuld für Beschwerden, Krankheit, Unfall oder gar Tod zu geben. Mit einem „Stellen Sie sich vor...!" dringen die Plaudertaschen immer tiefer in ihr Thema ein und wollen all ihr Wissen über das „ach so schlechte Wetter“ loswerden. Dabei gibt es doch gar kein „schlechtes“ Wetter – nur unangepaßt angezogene Menschen, und einen schlechten Umgang mit dem Wetter – möchte man hinzufügen.

„Wetterfrösche“ stehen hoch im Kurs

Jedem ist das Wettergeschehen wichtig. Es gibt wohl keinen, der sich nicht für das Wetter interessiert. Das ist auch gut so, denn wir müssen uns mit unserem täglichen Leben dem Wetter anpassen und nach ihm richten.

Wasserfrosch – der grüne Meteorologe

Der bekannteste Wetterprophet ist ein grüner Geselle – der Wasserfrosch. Bleibt er in Bodennähe, deutet das auf Regen hin. Klettert er auf seiner Leiter in die Höhe, kann man schönes Wetter erwarten. Ursache seiner Wanderung von unten nach oben ist das Verhalten der Insekten. Fliegen und Libellen, von denen er sich ernährt, fliegen bei feuchtem Wetter nahe am Boden und bei Trockenheit etwas höher.

Nach dem Wetter von morgen wird schon am Abend gefragt. Nachrichten, Wetterberichte, spezielle Wetterinformationen per telefonischer Abfrage ziehen die Aufmerksamkeit von Millionen auf sich. Stündlich werden die neuesten Wetterentwicklungen durchgegeben. Schließlich möchte man ja schon am Vorabend wissen: Was ziehe ich morgen an? Muß ich mit dem Auto früher losfahren? Nehme ich das Fahrrad oder den Bus? Muß der Regenschirm mit? Wie werde ich mich fühlen? Wird es mir bei der wichtigen Besprechung gutgehen oder quält mich bereits morgens meine Migräne? Fragen über Fragen! Kaum

Nicht nur für die Leidenden gilt: Leben Sie mit dem Wetter, und machen Sie es sich zum Freund.

hat man seine richtige Antwort darauf gefunden, schläft man selig und zufrieden ein, träumt von einem ereignisreichen Tag mit herrlichem Wetter.

Am frühen Morgen gilt der erste Blick wiederum dem Wetter. Man linst, noch im Bett liegend, durch die Rollädenschlitze gen Himmel und macht sich schon wieder seine Gedanken zum Wetter: Hat die Vorhersage ge-

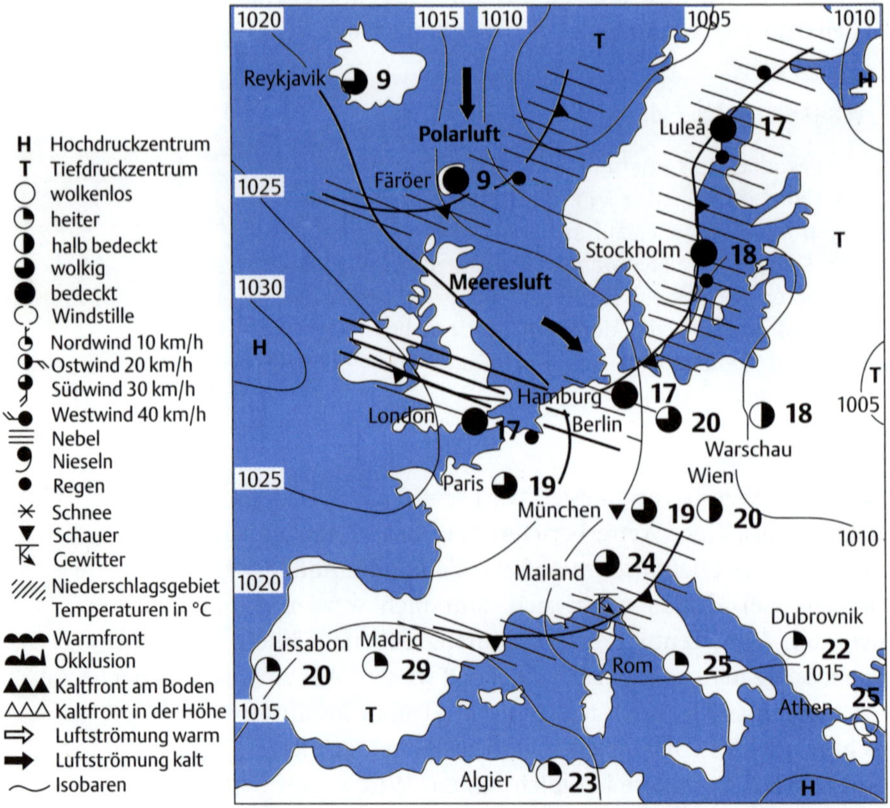

Eine Wetterkarte wie diese ist die Grundlage jeder Vorhersage. Die Wetterkartensymbole sind weltweit die gleichen.

stimmt oder nicht? Und wer wetterfühlig ist, der wird sich fragen, wie es ihm an diesem Tag ergehen wird.

Aus dem Wetterbericht kann jeder die Vorhersagen für den nächsten Tag und die folgenden Tage entnehmen. Im Fernsehen, Radio und in der Tageszeitung wird mit verständlichen und fachbezogenen Worten über das Wettergeschehen berichtet. Die Wetterkarte zeigt die Hochs und Tiefs, Warm- und Kaltfronten, Temperaturen, Sonne und Regenwolken. Die Entwicklung des vergangenen und zukünftigen Wetters wird erläutert, Aussichten in Vorhersagen formuliert. Manchmal allerdings mit vielen Fragezeichen. Denn: Trotz bester wissenschaftlicher Methoden durch die Meteorologen macht das Wetter eben doch, was es will!

Bio-Wetter bedeutet: Wie steht es mit dem gesundheitlichen Befinden bei dem vorhandenen Wetter? Über die Telefonnummern auf Seite 218 können Sie das aktuelle Bio-Wetter Ihrer Region abfragen.

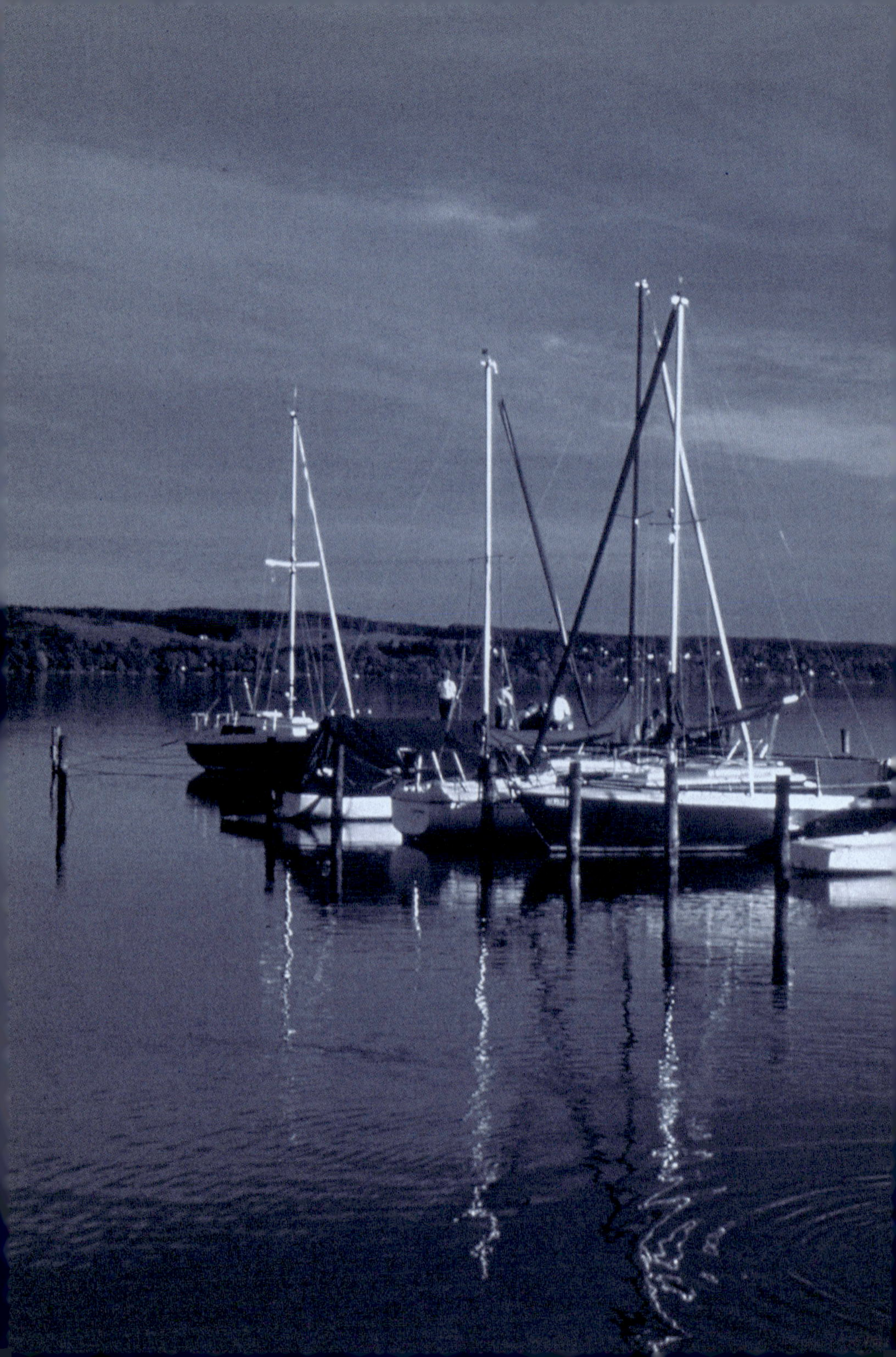

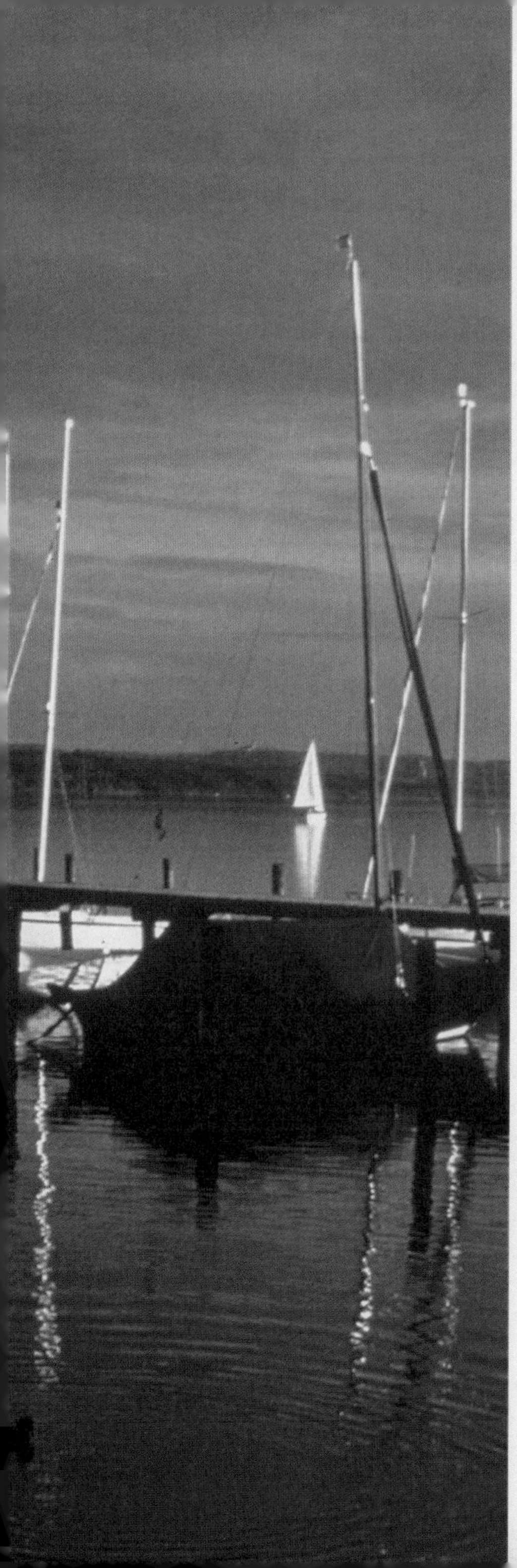

Die verschiedenen Klimatypen

Auf der ganzen Erde herrscht das Klima, doch ist es sehr unterschiedlich. Alle Menschen dieser Welt leben in ihm und müssen damit fertig werden: ob am Meer oder im Gebirge, ob am Äquator oder Nordpol, ob im Schon- oder Reizklima.

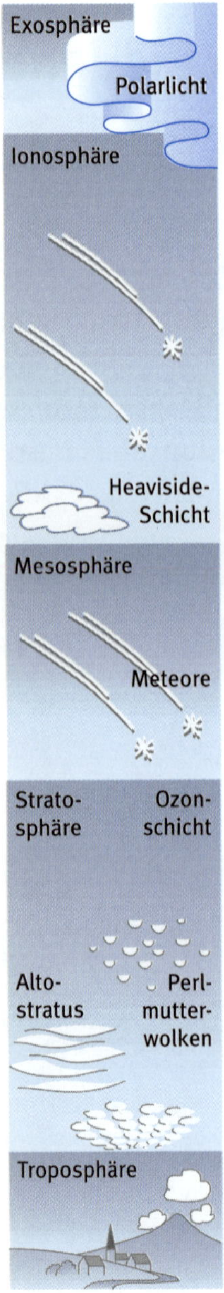

Die Voraussetzungen fürs Wetter

Gab es immer schon Wetter auf unserem Erdball? Diese Frage kann man mit einem klaren Nein beantworten. Wann ist es dann entstanden? Welche Voraussetzungen müssen erfüllt sein?

Voraussetzung für das Wetter auf der Erde ist eine Lufthülle. Sie umspannt unseren Planeten in einer schmalen Schicht, der Atmosphäre. Schmal heißt allerdings 1000 Kilometer. Doch das tägliche Leben spielt sich in den untersten Metern, in der sogenannten Biosphäre, ab.

Troposphäre

Die Biosphäre ist nur etwa 2 Kilometer hoch und ein Teil der Troposphäre. Diese hat am Äquator eine Höhe von 16 bis 17 Kilometer, in mittleren Breiten von 10 Kilometer und an den Polen von 8 Kilometern. Die Unterschiede entstehen durch die Drehbewegung der Erde, denn die größten Fliehkräfte wirken am Äquator. Die Troposphäre enthält fast den gesamten Wasserdampf. Sie ist die „Waschküche" der Erde. In ihr spielt sich das Wettergeschehen ab.

Stratosphäre

Über der Troposphäre befindet sich in einer Höhe von 11 bis 35 Kilometer die Stratosphäre. Dort ist der größte Teil des atmosphärischen Ozons konzentriert. In ihr wird die ultraviolette Strahlung der Sonne weitgehend gehemmt. Wetterballons, Überschallflugzeuge, aber auch sogenannte Perlmutterwolken wagen sich in diese Höhe. Die Ozonlöcher sieht man leider nicht, sie werden durch Meßgeräte aufgespürt.

◀ Die Schichten der Atmosphäre

Mesosphäre

Es schließt sich die Mesosphäre in 35 bis 75 Kilometern Höhe an, in der nur flüchtige Spuren von Wasser leuchtende Nachtwolken in der Nähe der Erdpole kondensieren lassen.

Ionosphäre

In dieser Luftschicht, 80 bis 400 Kilometer hoch, entstehen die bizarren Spiele der Polarlichter.

Exosphäre und Magentosphäre

Sie sind die dünnsten atmosphärischen Schichten unseres Erdballes. Sie haben praktisch keine eigenen Gase mehr; sie befinden sich bereits am Rande zum Weltall.

Wenn man sich die Erde als Kugel mit einem Durchmesser von $1^1/_2$ Metern vorstellt, so entspräche die gesamte Lufthülle nur etwa 10 Zentimetern. Die lebenswichtige Troposphäre wäre nur knapp 1 Millimeter hoch. In den Bruchteilen dieses Millimeters spielt sich unser Leben ab.

Wetter und Klima – ein Unterschied

Voraussetzung für das Entstehen des Wetters ist also die Luft. Ohne Luft kein Wetter! Damit beantwortet sich die Frage, ab wann es Wetter gibt. Erst als sich unsere Erde einen Luftgürtel zulegte, entstanden Wettererscheinungen. Für diese müssen aber noch zwei weitere Ursachen vorhanden sein: Sonne und Wasser. Die Sonne spendet Wärme, Licht und Energie – das Wasser sorgt durch seine drei Aggregatzustände für Feuchtigkeit. Wolken, Wind, Regen und Schnee, Hitze und Kälte bestimmen also weitgehend unser Wetter.

In nächster Nähe, auf unserem Trabanten, dem Mond, gibt es kein Wetter: Er hat keine Lufthülle. Auf ihm gibt es keine Wolken, keinen Regen oder Schnee, keinen Wind oder Sturm. Wie langweilig!

Nicht nur das Wetter ändert sich, seit es eine Lufthülle um die Erde gibt, auch das Klima ist veränderlich. Mit dem Begriff „Klima“ werden alle Eindrücke aus der atmosphärischen Umwelt verbunden, die über lange Zeiträume vorhanden sind. Das können Jahrmillionen sein. Trockenzeiten, Kälteperioden wie Eiszeiten, Wärmezeitalter und Überflutungen von riesigen Landmassen haben in der Geschichte der Erde immer wieder für ein neues Klima gesorgt. Meist war es warm. Obwohl Eiszeiten mehrere Millionen Jahre dauerten, waren sie seltene Ereignisse. Da sich die großen Landmassen unserer Erde verschieben, haben sich auf ihnen immer wieder einschneidende klimatische Veränderungen vollzogen. Heute deutet alles darauf hin, daß wir uns in der Epoche einer neuen Eiszeit befinden – allerdings in deren Wärmeperiode. Sie begann „erst“ vor 10 000 Jahren!

Rund um die Erde bestehen weitreichende Gebiete mit gleichem oder ähnlichem Klima: die Klimazonen. Sie ergeben sich aus der Sonneneinstrahlung und den sich daraus entwickelnden Luftbewegungen. Dort entsteht unterschiedliches Wetter.

Wie Wetter entsteht

Das Wetter ist ein natürlicher Zustand der Atmosphäre, der durch veränderliche meteorologische Größen, Vorgänge oder Erscheinungen charakterisiert wird. Die Atmosphäre bildet auf der ganzen Erde einen Teil unserer wichtigen Umwelt.

Nichts ist bekanntlich so launisch wie das Wetter. Alle Bewegungen in der Atmosphäre beruhen auf einfachen Regeln: Heiße Luft ist leichter als ihre Umgebung und steigt daher in große Höhen auf. Zum Ausgleich strömt Luft aus kalten Bereichen nahe dem Erdboden nach. Global betrachtet, bewirkt diese Ruhelosigkeit der Luftmassen einen ständigen Wärmeaustausch zwischen heißer Luft am Äquator und kalter Luft an den Polen. Damit bleiben die Gegensätze der Temperatur auf der Erde erhalten.

Am Äquator treffen die Sonnenstrahlen steiler auf das Wasser und Land. Dort ist ihre wärmende Wirkung viel stärker als an den schneevereisten Polen. Dazwischen liegt jeweils ein gemäßigter Bereich.

Die drei Klimazonen der Erde

Die Erde läßt sich somit in drei große Klimazonen einteilen: die heiße oder Äquatorialzone, die gemäßigte Zone und die kalte oder Polarzonen. Die gemäßigte und die polare Zone ist jeweils zweimal vertreten.

Alle Lebewesen sind den typischen Bedingungen des Klimas ihrer Zone ausgesetzt und müssen sich ihnen anpassen. Ihre Körperformen, Lebensweisen, Ernährung und Fortpflanzung unterliegen diesen immer wiederkehrenden äußeren Bedingungen. Sie sind vom Klima und Wetter abhängig.

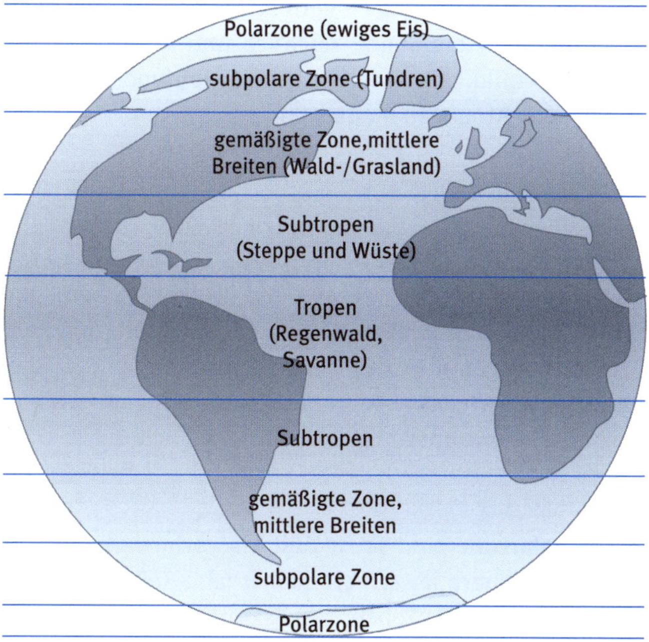

Die Klimazonen der Erde.

Die Äquatorialzone

In der Äquatorialzone herrscht das feucht-warme tropische Klima. Hier fällt während des ganzen Jahres viel Regen. Dadurch ist die Luft immer feucht; die Temperaturen liegen zwischen 25 und 30 Grad. Drückende Schwüle belastet jeden Organismus. Ungewöhnte Menschen aus den gemäßigten Zonen empfinden Tage und Nächte unerträglich.

Die Subtropen

Die Subtropen ziehen immer mehr Urlauber an. Sonnenhungrige aus Nord und Süd möchten ihrer Winterzeit entfliehen – nicht mehr frieren oder depressiv sein, nicht winterschläfrig oder inaktiv. Sie suchen das Licht und die Wärme.

Die Subtropen, zwischen den gemäßigten Zonen und den Tropen rund um den Erdball gelegen, bieten für viele Menschen angenehme klimatische Bedingungen. Bei hoher Temperatur ist die Luft trocken. Sie bildet keine Schwüle. Die Bewölkung ist gering. Regen ist selten. Zwölf Monate scheint die Sonne reichlich und wohltuend; der Winter ist mild. Aus diesen Gründen kommen viele Urlauber – von Monat zu Monat.

Die gemäßigte Klimazone

Das Klima der gemäßigten Breiten ist durch seinen unruhigen Wettercharakter bestimmt. Schönes Wetter – länger oder kürzer – wechselt mit wolkenreichem, unfreundlichem und nassem Wetter ab. Warmluft- und Kaltluftfronten jagen über das Land. Schwankungen der Temperaturen stören das allgemeine Befinden, sogar bei daran gewöhnten Bewohnern.

Die Polarzone

In der Polarzone sind Frost und Eis vorherrschend. Tag und Nacht dauern jeweils ein halbes Jahr. Kälte und Wind beeinträchtigen das Leben. Die Eskimos haben sich allerdings mit ihrer Regulation von Wärme und Kälte den ständigen Minus-Graden angepaßt. Selbst bei minus 20 Grad bekommen sie keine kalten Hände und Füße. Sie können sogar ohne Handschuhe im Freien arbeiten, frösteln und frieren nicht.

Erdumspannende Winde

Alle Wärme auf der Erde kommt von außen – von der Sonne. Ihre Strahlen erwärmen die Luft am Äquator am stärksten. Nachdem die Luft in die Höhe aufgestiegen ist, strömt sie zum Nord- und Südpol. Auf der Hälfte des Weges kühlt sie ab, fällt herab und strömt knapp über der Oberfläche zum Äquator zurück; dadurch entstehen Winde. Sie werden Passate genannt: auf der Nordhalbkugel Nord-Ost-Passat – auf der Südhalbkugel Süd-Ost-Passat. Die Bezeichnung dieser ständig wehenden Winde deutet auf die Richtung, aus der sie kommen. Der übrige Teil der vom Äquator in großer Höhe zu den Polen strömenden Luft kühlt weiterhin ab, sinkt herunter und bildet den Westwind-Gürtel, der auch über Europa hinwegströmt. Da sich die Erde von Westen nach Osten dreht, werden die

Hurrikans sind zerstörerische Luftwirbel, die sich über dem warmen Wasser des Meeres aus einer Tiefdruckzelle entwickeln. Sie wandern auf das Land und richten viel Unheil an. Im Inneren – dem sogenannten Auge – herrscht der niedrigste Luftdruck.

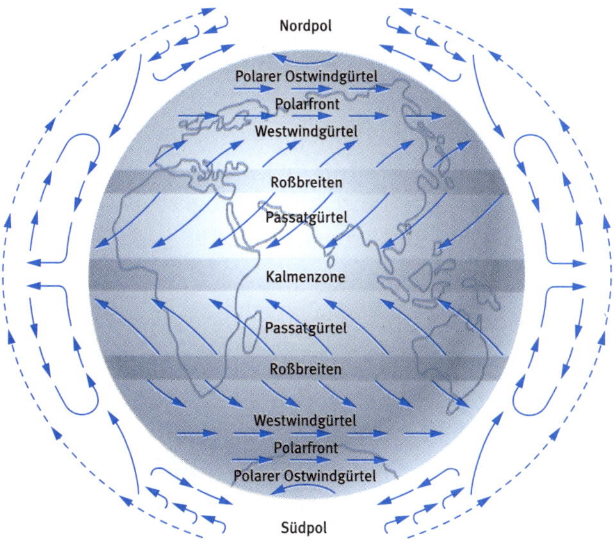

Die Windzonen der Erde.

Winde in der Nordhalbkugel nach rechts, auf der Südhalbkugel nach links abgelenkt.

Am Äquator herrscht weitgehend Windstille. Diese Zonen nennt man „Kalmen". Die Seefahrer großer Segelschiffe mieden diese Gebiete.

Was sind Roßbreiten?

Zur Zeit der Segelschiffahrt mußten die Seeleute den Wind für ihre rasante Fahrt über die Weltmeere ausnutzen. Dazu dienten ihnen die Passate. Die windstillen Zonen der Kalmen in Äquatornähe mieden sie. Zwischen dem Passatgürtel und den aus West wehenden Luftmassen, dem Westwindgürtel, liegt eine weitere windstille Zone. Spanische Seefahrer, die Pferde in ihre amerikanischen Kolonien brachten, gerieten öfter in diese Flaute. Viele der Pferde auf den Schiffen starben, da während der langen Zeit Wasser oder Futter ausgingen. Sie wurden über Bord geworfen. Die spanischen Eroberer nannten dieses Gebiet „Roßbreiten".

Luft über großen Flächen, ob Wasser oder Land, mit gleicher Feuchte oder Temperatur, bezeichnet man als Luftmassen. Sie beeinflussen in den Regionen, in die sie ziehen, das Wetter. Nach ihrem Ursprungsgebiet unterscheidet man: polare und tropische Luftmassen. Sie heißen Meeresluft, wenn sie über dem Meer entstanden sind – also polare oder tropische Meeresluft. Haben sie sich über einem Kontinent entwickelt – polare oder tropische kontinentale Luft.

Bedingt durch die Erddrehung gibt es auf jeder Erdhalbkugel starke Luftströmungen von Westen nach Osten. Diese massiven Strahlströme – englisch Jet Streams – umkreisen die Erde in 10 bis 15 Kilometern Höhe mit Geschwindigkeiten von meist 200 Kilometern pro Stunde. Sie verlaufen in geschwungenen Bögen über die nördlichen und südlichen gemäßigten Zonen. Hochfliegende Flugzeuge nutzen ihre unterstützenden Wirkungen bei Reisen von West nach Ost: die Flugzeit verkürzt sich. Bei Flügen von Ost nach West werden sie von den Piloten gemieden, da sie ihnen entgegenwehen.

Ist die Urlaubsreise in Amerika beendet, freut sich jeder auf sein Zuhause. Dank des Jet Streams ist die Zeit des Rückfluges kürzer als beim Hinflug.

Das gemäßigte Klima Deutschlands

Deutschland hat sein eigenes „kleines" Klima. Es liegt in der gemäßigten Zone und zeichnet sich durch besondere Wechselhaftigkeit aus. Bald gelangen mit südlichen Winden warme Luftmassen vom Mittelmeer über die Alpen, bald fallen kalte aus dem Raum des Nördlichen Eismeeres in Deutschland ein. Häufig überstreifen die Winde der Strahlströme mit einer Schar dunkler Wolken große Landstreifen. Man spricht von typischem Wechselklima, in dem es erhebliche Temperatur- und Feuchtigkeitssprünge gibt.

Deutschlands Klima gehört zu den gemäßigten Breiten: Temperaturen und Niederschläge sind gleichmäßig über das Jahr verteilt. Das Wetter ist im allgemeinen für seine Wechselhaftigkeit bekannt.

Neben dem intensiven Wechsel – dem kennzeichnenden Merkmal des Klimas der gemäßigten Zone „Deutschland" – gibt es beachtliche ortsgebundene Unterschiede. Von der flachen Küste bis zum steilen Gebirge, von Seenlandschaften bis zu Tälern und Bergen, von Flußniederungen bis zu Inseln ist alles vorhanden. In allen Gegenden herrscht ein eigenes Klima. Je nach Lage eines Ortes oder einer Region, Einflüssen von Temperatur, Wettersituationen, Strukturen der Landschaft oder Höhenlagen wird zwischen Klimatypen unterschieden: Belastungsklima, Schonklima und Reizklima.

Belastungsklima

Ein Belastungsklima herrscht in weiten Teilen Deutschlands. Man findet es vor allem in dichtbesiedelten Gegenden, in denen die Sonne wenig scheint – eine hohe Konzentration von Schadstoffen in der Luft verhindert so manchen Sonnenstrahl. Im Sommer ist mit drückender Hitze und schwülen Wärmestaus zu rechnen. Nebel versperrt im Spätherbst und Winter die Sicht und löst Atemnot aus. Viele Menschen – ob gesund oder chronisch krank – fühlen sich in diesem Klima einfach nicht wohl. Sie möchten am liebsten umziehen, raus aus der „schlechten Luft". Etwas Erholung finden Urlauber in diesen Gegenden nur im April und Mai oder im Frühherbst.

Schonklima

Finden Sie den richtigen Ort und die richtige Zeit für Ihren Urlaub – beschäftigen Sie sich rechtzeitig mit dem dort herrschenden Klima. Dann kann Ihr Urlaub regelrecht zum gesundheitlichen Jungbrunnen werden.

Besonders wohltuend und erholsam ist für jedermann das Schonklima der waldreichen Mittelgebirge und Voralpen. Es ist wegen der nur wenig verschmutzten Luft, der ausgeglichenen Temperaturen und des meist schwachen Windes ideal für den Urlaub – von März bis Oktober. In dieser Zeit werden nur minimale Anforderungen an den Körper des Menschen gestellt. Kaum einer empfindet Überforderungen. Körperliche Aktivitäten stellen für die Regulationen des Wärmehaushaltes einen schonenden Trainingsreiz dar. Das bedeutet Abhärtung. Am Alpenrand belastet jedoch ein plötzlicher Föhn die Bewohner und Gäste. Der warme und trockene Fallwind aus dem Süden ist eine nur kurzfristige Wetterschwankung, die allerdings beeindruckend ist. Er bringt in kurzer Zeit viele Funktionen durcheinander (s. S. 49).

Reizklima

Das Reizklima herrscht in den Gebieten, in denen sich das Wetter schnell verändert. Dort sind Differenzen in der Temperatur am Tage und in der Nacht stark ausgeprägt. Oft findet man dort auch niedrige Temperaturen über längere Zeit. Im Winter kann das Klima im Mittelgebirge bei klirrendem Frost schnell in ein Reizklima umschlagen. Plötzlich haben viele Menschen Beschwerden. Charakteristisch ist das Reizklima im Hochgebirge und an Nord- und Ostsee. Je nach Höhenlage unterscheidet man: reizmild, reizschwach, reizmäßig, reizstark. Dieses Klima wirkt stimulierend und abhärtend. Menschen mit funktionellen Störungen und seelischen, aber auch körperlichen Erschöpfungen, fühlen sich darin wohl.

Neben der Einteilung in Reiz-, Schon- und Belastungsklima teilt man nach anderen Gesichtspunkten in See- bzw. Küsten-, Mittelgebirgs- und Hochgebirgsklima ein. Dort wiederum gibt es Klima in Tälern, an Seen und im Wald.

Küstenklima

An den Küsten von Nord- und Ostsee sind die Temperaturen rund ums Jahr gemäßigt. Für eine angenehme Kühle auf der Haut sorgt ein milder Seewind – meist aus Nord-West. Die Atmung ist erleichtert, sie funktioniert bestens. Ausgeglichen sind die Schwankungen der Temperatur zwischen Tag und Nacht; Belastungen der Reize im Winter und Sommer sind für den Menschen gut zu verkraften. Damit ist das Seeklima ein ideales „Abhärtungs-Klima" für jung und alt. Besonders wohl fühlen sich alte Menschen mit Herz-Kreislauf- und Atemwegserkrankungen an der Küste. Kinder und Erwachsene mit psychovegetativen Beschwerden schwärmen vom langanhaltenden Wohlbefinden nach einem Urlaub.

Die Fähigkeit des Meereswassers, in der warmen Jahreszeit Wärme über längere Zeit zu speichern und im kalten Winter wieder abzugeben, prägt das Klima an den Küsten aller Meere. Resultat:
Der Sommer ist nicht zu warm – der Winter nicht zu kalt.

Mittelgebirgsklima

Gemäßigte Temperaturen hat das Mittelgebirgsklima. Sie schwanken kaum. In einer Höhenlage von 200 bis 600 Metern säuselt ein fast gleichmäßig wehender Wind über die Gebirgskämme – aus wechselnden Richtungen – mal warm, mal kalt. Die Luft ist rein und würzig. Trotz kälteren Windes empfindet der Spaziergänger im Wald keine unangenehme Kühle. Seine Atmung ist von allein vertieft und leicht. Älteren und chronisch Kranken verschafft dieses Klima mehr Wohlbefinden. Aber auch Sportler fühlen sich in den Bergen recht wohl – im Winter besonders die Skiläufer. Man kennt sogar den großen Erholungswert des Winters im Bergland: „Winterurlaub zählt doppelt". Blauer Himmel, weiße Landschaft, helles Licht und viel Sonnenschein – diese Eindrücke vergißt der Winterurlauber nicht wieder!

Hochgebirgsklima

Oberhalb von 600 Metern findet man typisches Hochgebirgsklima. Es hat viele Besonderheiten und ist demzufolge ein ausgesprochenes Reizklima. Es stellt hohe Anforderungen an den Gebirgswanderer: niedriger Gehalt an lebensnotwendigem Sauerstoff, niedriger Luftdruck, intensive Bestrahlung durch die grelle Sonne, gemäßigte und auch sehr kalte Temperaturen. Ferienaufenthalte im Sommer verleiten zu intensiver Bewegung: Wanderungen über die Bergpfade, durch die Täler, an steilen Hängen und über so manche Bergkuppe lösen schmerzenden Muskelkater aus. Untrainierte Muskeln müssen leiden. Die Psyche springt jedoch in den blauen Himmel. Man fühlt sich ihm so nah wie nie! Der Blick über weiße Gipfel bis zum fernen Horizont, das Gefühl des „Über-den-Wolken-Seins", das Be-

Empfehlung: Machen Sie im Hochgebirge etwas länger Urlaub. Die Anpassung Ihres Organismus in diesem Reizklima ist im allgemeinen erst nach 4 Wochen erreicht. Dann ist ein anhaltender Erholungseffekt bei guter Leistungsfähigkeit garantiert.

trachten der Natur – all das läßt die Seele baumeln. In den großen Höhen hat der „Berg-Fan“ den „Schlamm und Dunst des dichten Luftmeeres“ hinter sich gelassen. Er atmet die klare Luft tief ein. Die Strahlen der Sonne locken die Glückshormone. Urlauber und Sportler fühlen sich einfach beseelt. Abgehärtet, die Muskeln gestählt, Herz und Kreislauf durchtrainiert, die Haut gebräunt, die Psyche entlastet und voller Eindrücke, hält der Erholungswert dieser Urlaubstage lange Zeit an. Hier gilt besonders: „Winterurlaub zählt doppelt!“

Klima in Tälern und an Seen

In Tälern und an Seen im Gebirge entsteht unter ungünstigen Bedingungen ein feuchtes, heißes und schwüles Klima. Dort ist kaum eine kühlende Luftbewegung vorhanden. Gerade in den Sommermonaten treibt es einem die Schweißperlen auf die Stirn: für viele Menschen ein unangenehmes Klima. Ernste Beschwerden beenden vorzeitig den wohlverdienten Urlaub. Rettung verspricht der Umzug in ein weites Tal oder einen freiliegenden See. Dort verteilt sich der Überschuß an Wärme. Tal- und Bergwind – tagsüber talaufwärts und nachts talabwärts – sorgen für Entlastung. Nach heißen Sommertagen schafft der abendliche Bergwind Kühlung, Frische und guten Schlaf. Er stellt sich gerade bei Schönwetter regelmäßig ein, „entwindet“ die Täler von Dunst, Abgasen und Rauch. So erfolgt eine natürliche Belüftung – zum Wohle von Tausenden von Bewohnern und Urlaubern!

Jeder gesunde Organismus wird sich nach einigen Tagen dem Urlaubsklima anpassen.
Die neuen Klimareize sollten vorsichtig dosiert werden – nicht gleich auf Hochtouren laufen!

Waldklima

Im Waldklima herrschen gemäßigte Temperaturen. Sie sind durch den natürlichen Sonnenschutz der Bäume deutlich niedriger als im Freien. Durch das Grün der Blätter entsteht eine sauerstoffreiche Luft – der Wald ist Großproduzent von lebenswichtigem Sauerstoff. Die Photosynthese des grünen Farbstoffes der Blätter vernichtet Kohlendioxid, das „Lebenselexier" der Pflanzen, und schafft Sauerstoff, den „Verbrennungsstoff" für Mensch und Tier. Einen erholsamen und ruhigen Aufenthalt verspricht ein grüner Wald. Spaziergänge sind dort Jungbrunnen für die Gesundheit.

Stadtklima

Das Klima in großen Städten schafft sich der Mensch selbst. Es weist einige Eigenheiten auf, die für die Gesundheit ihrer Bewohner keineswegs belanglos sind. Eine Millionenstadt heizt sich um $^1/_2$ bis $1^1/_2$ Grad auf. Diese Zehntel entsprechen in der freien Natur immerhin einem Unterschied der Höhenlage von 200 Metern. Dieses Mehr an Wärme läßt das Frühjahr zeitiger in die Städte als aufs Land ziehen. Die Zahl der Frosttage ist in der Stadt geringer. Im Sommer ist der Kreislauf durch die größere Hitze stärker belastet. Schlaflosigkeit ist eine der markantesten Folgen hoher Nachttemperaturen. Wärmestaus sind vor allem für die Jüngsten gefährlich – Säuglinge können noch nicht ausreichend auf Hitze reagieren.

Millionen Bewohner in Städten leiden an ihrem typischen Stadtklima. In ihren freien Stunden zieht es sie immer wieder in die nähere Umgebung – in ein gesünderes Klima.

Während der Sommermonate heizt die Sonne die engstehenden Häuser auf. Mittags ist es überall sehr warm. Da wenig Feuchtigkeit zwischen den Betonbauten gespeichert ist, fehlt die Verdunstungskälte – die Luft erhitzt sich noch mehr. Auch wenn nachts die Temperatur sinkt, so behindert die charakteristische Dunsthaube über der Stadt die nächtliche Abstrahlung von gestauter Wärme. Es ist drückend warm – der „Backofen-Effekt" bleibt bestehen. Kommt eine windarme Wetterlage hinzu, bildet sich eine Warmluftschicht über dem Häusermeer, die mit Dunst erfüllt ist. Die Einwohner verspüren keine Erfrischung. So wird in den Städten weniger die Hitze des Mittags, als vielmehr die der Abende und Nächte als lästig empfunden. Am angenehmsten sind dagegen die Stunden des Vormittags. In die engen Straßen und Gassen dringt die aufheizende Sonne erst später ein. Die etwas kühlere Nachtluft läßt sich nur langsam verdrängen.

Die Dunstglocke, angefüllt mit Schad-, Schweb-, Abgas- und Staubstoffen, verhindert die ausreichende ultraviolette Strahlung. So leben die Stadtmenschen in ihren Häusern und Straßen wie ihre Vorfahren in Höhlen und Schluchten.

Eine „Waschküche" in der Stadt ist nicht nur für den Autofahrer ein Greuel. Lungenkranke meiden an diesen Tagen den Aufenthalt im Freien, denn sie leiden verstärkt unter Atemnot.

Der sogenannte „trockene Stadtnebel" – berüchtigt als „Londoner Nebel" – verhindert durch seinen hohen Rußgehalt die Helligkeit des Tages. Asthmatiker klagen besonders. Fehlt der Wind als „Entlüfter der Stadt", leidet sogar der Gesunde. In Deutschland ist er zum Glück selten.

Bevorzugt sind bei solchen Wettersituationen Bewohner westlicher Wohnungen. Selbst schwacher Westwind – in Deutschland am häufigsten – kühlt angenehm und entlastet. Dort ist eine gewisse Erneuerung der alten stickigen Luft möglich.

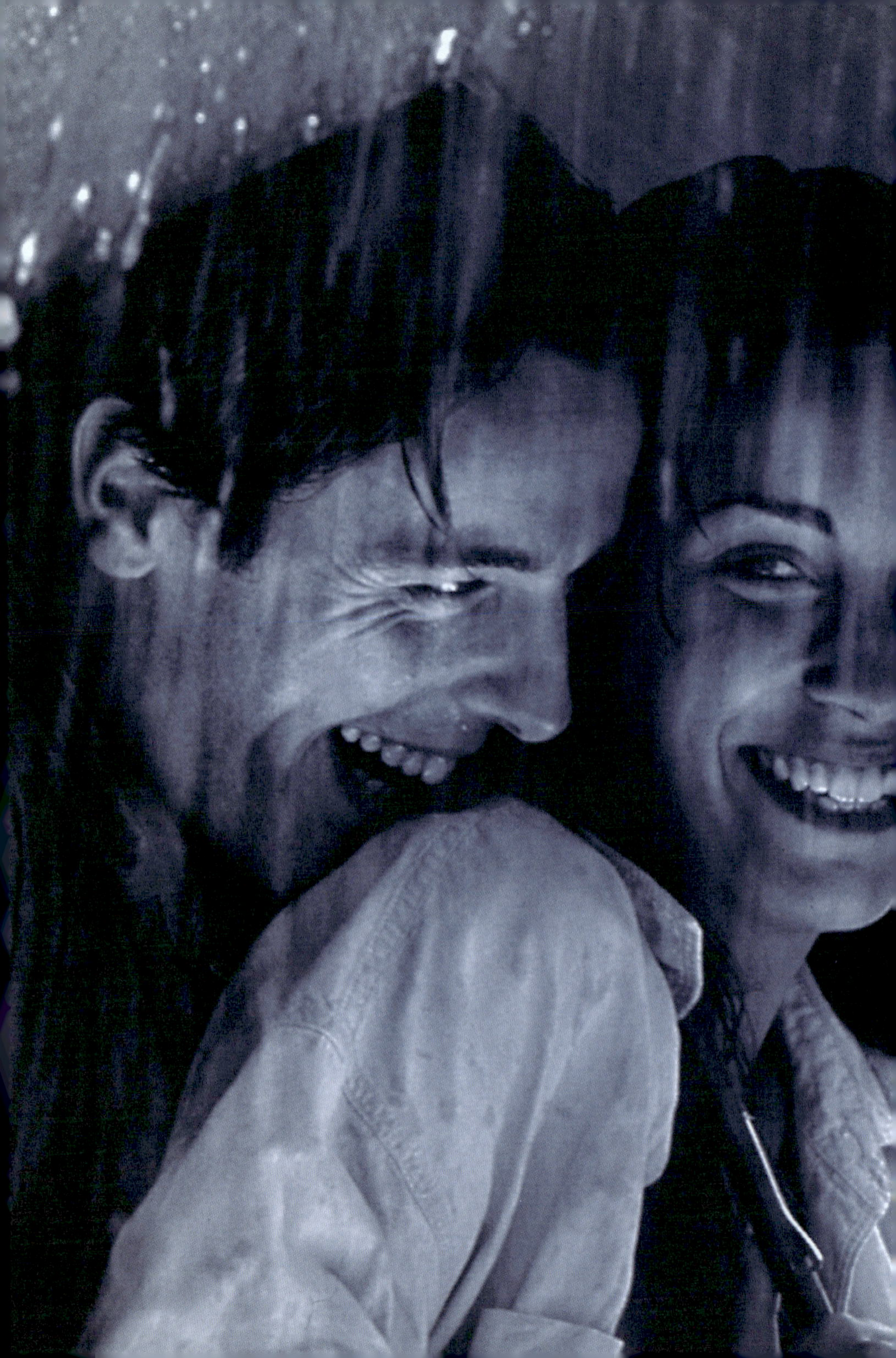

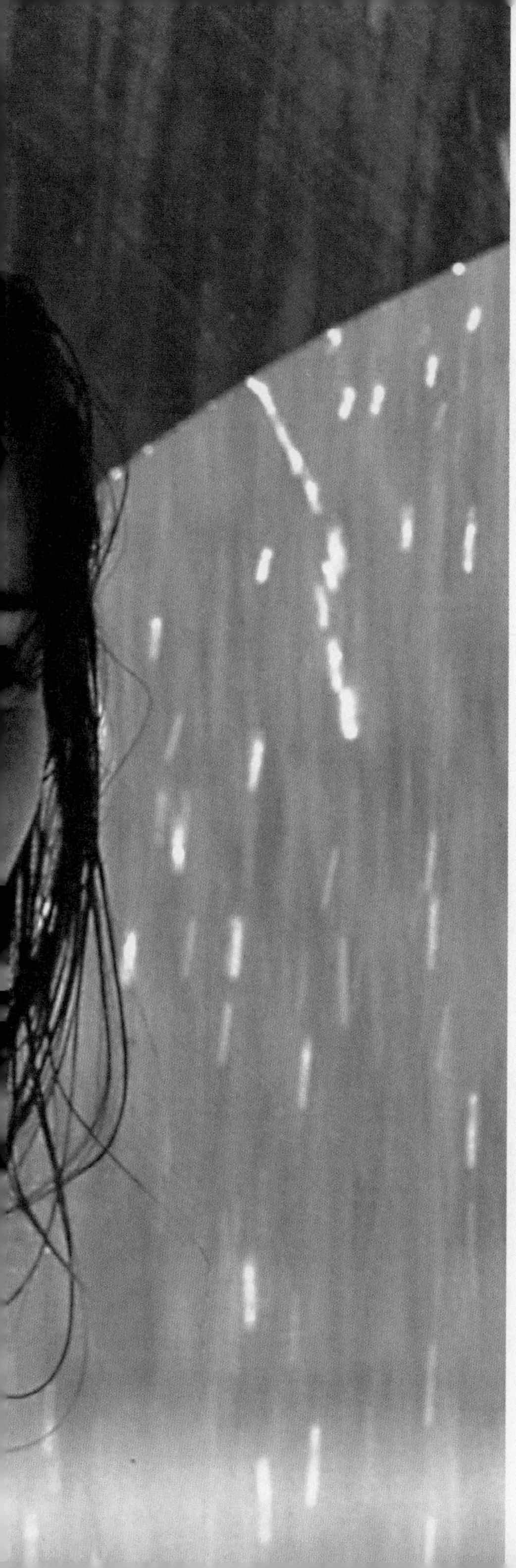

Gutes Wetter – schlechtes Wetter

Wie ist das denn so mit dem Wetter? Gibt es „gutes“ und „schlechtes“ Wetter? Was zählt wozu? Warum empfindet ein Mensch das Wetter als angenehm, das ein anderer verflucht? Unterstützt das Wetter unser Wohlbefinden, oder stört es immer nur? All diesen Fragen wird dieses Kapitel auf den Grund gehen.

Sonne, Regen & Co. – die Bestandteile des Wetters

Die so subjektive Einteilung in gutes und schlechtes Wetter liegt an der Vielfalt der Bestandteile eines Wetters. Licht, Sonne, Wolken, Regen, Nebel, Schnee, Hoch, Tief, Gewitter, Sturm, Wärme, Kälte – alles sind Faktoren, die ein Wetter gestalten. Diese bunte Palette darf man aber nicht einzeln betrachten, sondern in steter Bewegung sehen. Alles läuft dynamisch ab, bewegt und verändert sich.

In der Wetterkunde spricht man von Wetterlagen. Sie sind es, die das Geschehen um uns so interessant gestalten, Freud und Leid schaffen und den Menschen immer wieder aufs neue beeinflussen. Egal, ob dienlich oder schädigend!

Schönwetter

Am wohlsten fühlen wir uns, wenn das Wetter ungestört, wolkenfrei, sonnig und trocken ist. Kleine weiße „Wattebäuschchen“ am blauen Himmel entzücken uns. Ein stabiles Hochdruckgebiet gestaltet dieses behagliche Wetter. Angenehme Wärme am Tag und kühle Nächte schaffen Ausgeglichenheit für Körper und Seele. Sie erfrischen, beleben, sorgen für Energie und Tatendrang – es ist *das* Wetter, das jeder möglichst häufig haben möchte. Es kommt zustande, wenn die wärmenden Strahlen der Sonne in der Nähe des Äquators die Luft aufsteigen lassen (s. S. 33). Dort entsteht ein niedriger Luftdruck. Sinkt in weiter Ferne – in nördlichen und südlichen Breiten – die mittlerweile abgekühlte Luft zur Erde, drückt sie auf uns wie eine schwere Luftsäule. Es entwickeln sich dort Gebiete mit hohem Luftdruck – die geliebten Hochs. Die absinkende Luft in diesem Hoch breitet sich in Form einer großen Spirale aus. In der nördlichen Halbkugel dreht sie sich im Uhrzeigersinn. Damit bläst der Wind am Rande eines Hochs immer rechtsherum (s. S. 33).

Am bekanntesten ist das „Azoren-Hoch“. Kleinste Wassertröpfchen bilden die „Schönwetter“-Wolken. Bei trockener

Luft bleiben sie aus. Nachts ist es erfrischend kühl; die schützende Wolkenschicht fehlt. Wandert dieses Hoch nach Europa, ist meist für einige Tage oder auch Wochen das Urlaubswetter im Sommer gerettet.

Schlechtwetter

Berichtet die Wettervorhersage von einem nahenden Tiefdruckgebiet, rümpft so mancher seine Nase und sieht das Wochende oder die Ferientage gefährdet. Ein Tief ist immer mit schlechtem Wetter verbunden – empfindet der Mensch. Wo es doch eigentlich kein „schlechtes“ Wetter gibt! Im Tief verdichten sich mächtige Schichtwolken immer mehr. Sie steigen hoch und regnen sich aus. Diese trübselige Witterung macht den Menschen „krank“. Der besorgte Blick zum Barometer – der Zeiger fällt und fällt – läßt die Laune zum völligen Erliegen kommen. Das sommerliche Tief zieht dann meist recht langsam über Deutschland hinweg. Der charakteristische Landregen hört einfach nicht auf. Kennen Sie diese Situationen? Wünschen Sie sich dann nicht schnell ein sonniges Hoch herbei?

Umweltmediziner haben festgestellt: Schuld an vielen Beschwerden und Symptomen von Krankheiten ist eine falsche Kleidung – besonders bei schlechtem Wetter. Oft wird bereits am Morgen eine nicht angepaßte Bekleidung ausgewählt.

Wie Wetterabläufe entstehen

Wetterfronten entstehen durch die ständigen Bewegungen von Luftmassen mit hohem und niedrigem Druck und den Austausch von Wärme zwischen den subtropischen Gebieten und der Polarzone. Sie lösen den Wetterumschlag aus. Es entstehen typische Fronten – Warmfronten und Kaltfronten. Sie kämpfen um die Vorherrschaft. Der Wind hilft ihnen dabei. Unruhiges und gestörtes Wetter ist ein Naturgesetz. Solch krasser Wetterwechsel eines Frontenganges macht sich im Befinden des Menschen bemerkbar; egal, ob es sich um eine Warm- oder Kaltfront handelt.

Warum spricht man von einer Front? Meteorologisch handelt es sich um eine atmosphärische Störungslinie, im militärischen Sinn um ein Kampfgebiet. Beides dürfte zutreffen, denn zwei unterschiedliche, gegensätzliche, ja feindlich gesinnte Luftmassen kämpfen an der Wetterfront um die Vorherrschaft.

Wetterablauf beim Durchzug einer Warmfront

Durch den Wind treffen warme Luftmassen auf vorhandene Kaltluft, die wie ein Hindernis wirkt. Aufgleitend überlagert sie wie ein Keil die verharrenden kühlen Schichten, die langsam zurückweichen. An der Vorderseite eines Tiefs befindet sich eine Warmfront. Sie wird auf der Wetterkarte als Linie mit roten Halbkreisen eingezeichnet. Bei ihrem Vordringen macht sie sich zuerst in der Höhe bemerkbar. Warme Luft ist leichter als kältere. Deshalb ist sie in hohen Luftschichten zu finden. Faserige Wolkenschleier verdichten sich immer mehr zu einer ausgedehnten Wolkendecke. Aus ihr fällt über weiten Gebieten ein lang anhaltender Regen – Landregen. Hat sich die Warmfront durchgesetzt, zieht sie auch ab. Der Niederschlag ist beendet, die Wolkendecke lockert auf.

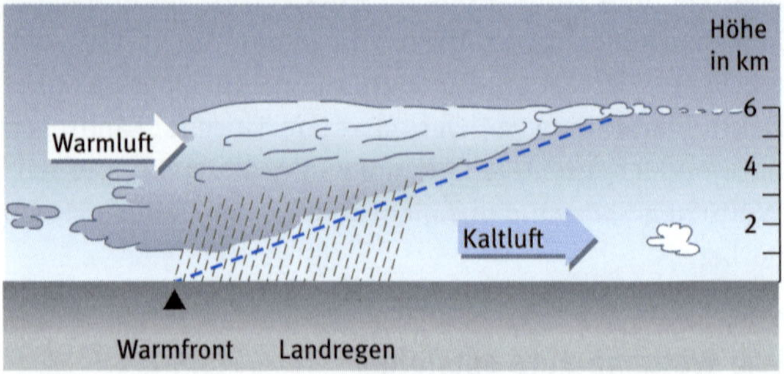

Wetterablauf beim Durchzug einer Warmfront.

Wetterablauf beim Durchzug einer Kaltfront

Nach dem Abzug einer Warmfront entsteht ein Vorstoß von Kaltluft aus dem Polargebiet. Auf der Wetterkarte sind solche Fronten als Linien mit blauen Dreiecken hervorgehoben. Kalte Luftmassen sind schwerer, wehen mit frischem und böigem Wind in die wärmere Luft hinein. Sie verwirbeln sich mit ihr. Im Sommer treten plötzliche Temperaturstürze auf. Nach oben gerissene Luft bildet

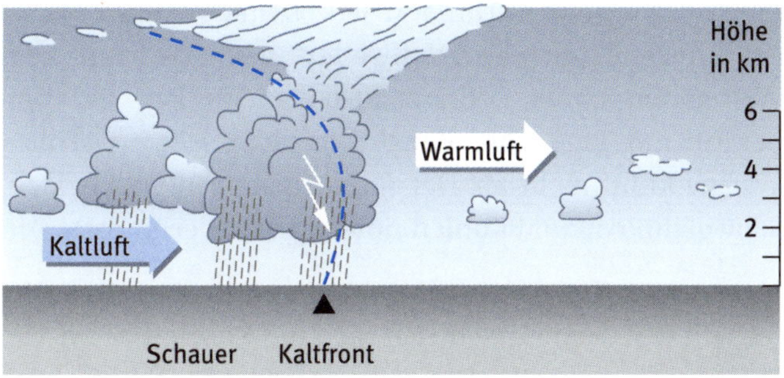

Wetterablauf beim Durchzug einer Kaltfront.

hochreichende Wolkenwände. Riesige Berge von weißglänzenden oder tiefschwarzen Monstern quellen immer höher. Typische Regen- und Gewitterwolken rasen wasser„geschwängert" über uns hinweg. Sie entleeren sich spontan, intensiv und mächtig. Regengüsse, heftige Schauer, Gewitter, Graupel- und Hagelschläge sind die Folge. Aber auch unerwartete Schneefälle sind plötzlich da. Die Kaltfront ist zum Glück meist nur eine schmale Zone. Nach ihrem Durchzug setzt bald eine Beruhigung mit Aufheiterungen ein. Die Sonne ist wieder da.

Wie entsteht ein Regenbogen? Sonnenstrahlen werden von den Regentropfen wie von einem Prisma in seine Farben zerlegt. Das geschieht, wenn die Sonne hinter uns durch die Wolken scheint, während es vor uns noch regnet.

Okklusion

Eine Okklusion entsteht, wenn in einem Tiefdruckgebiet eine schnell vordringende Kaltfront die langsamer ziehende Warmfront einholt. Es bildet sich ein Gemisch beider Luftmassen – eine Störungslinie, die nicht weiß, was sie will.

Inversion

Als Inversion bezeichnet man eine Wetterlage, bei der kein Wind weht und es nicht zur Mischung von Luftmassen kommt. Bei länger bestehender Windstille hängt die kalte Luft am Boden fest. Warme Luft lagert sich darüber.

Eine Sperrschicht verhindert jede Luftbewegung – es ist ein Stillstand, auch als „Nullwetter", also überhaupt kein Wetter, bezeichnet. Es findet auch keine Umkehr der Temperatur am Tage statt. Kalte Luft wird nicht erwärmt – Wärme kühlt nicht ab. Der Abtransport von Stickoxiden, Schwefeldioxid und Kohlenmonoxid wird verhindert.

Inversionen findet man im Mittel- und Hochgebirge. Unterhalb der Grenzschicht hat sich die Konzentration von Schadstoffen erhöht. Die Luft ist schwer, stickig, übelriechend, abgasträchtig, neblig – richtig verseucht. Auf den Gipfeln, oberhalb der Trennschicht, erfreut sich des Wanderers Herz. Er hat strahlendes Wetter mit Fernsicht, Sonnenschein, azurblauem Himmel und sauberer Luft. Kein Windchen rührt sich.

Smog

Smog ist ein typischer „Rauchnebel". Das Wort kommt aus dem Englischen: „smoke" = Rauch und „fog" = Nebel. Zusammengezogen ergibt sich „smog". Im Sommer bildet sich der „Los-Angeles-Smog-Typ" durch hohe Konzentration von Ozon in Bodennähe. Im Winter herrscht der „London-Smog-Typ" mit seiner weithin sichtbaren Dunstglocke aus Rauch, Staub und Ruß vor. Neben Industrierauch und Hausbrand sind die Abgase der Autos am Entstehen von Smog beteiligt. Rund 16 Millionen Tonnen Schad- und Giftstoffe lassen bundesdeutsche Schornsteine und Auspuffrohre jährlich in die Luft ab. Das muß eine „gute" Luft erst einmal verkraften!

Zum Abbau des Sommer-Smogs kann jeder etwas beitragen:

- Verzichten Sie aufs Auto, wo immer es Ihnen möglich ist.
- Benutzen Sie öffentliche Verkehrsmittel.
- Bilden Sie Fahrgemeinschaften.

Ozon

Ozon ist in geringen Mengen ein normaler Bestandteil unserer Luft. In großer Höhe von etwa 25 Kilometern bildet es einen natürlichen Schutzschild und Filter gegen schädliche Strahlen der Sonne. Also ist viel Ozon gut, jedoch nicht am Erdboden. Dort belästigt es als Reizgas vor allem die Atemwege. Im Sommer entsteht Ozon unter Vermittlung der ultravioletten Strahlen der Sonne.

Eine Reaktion von Sauerstoff und Stickoxiden führt zu dieser besonderen Form des Sauerstoff-Moleküls: O_3. Quelle für viele Stickoxide sind die Abgase der Kraftfahrzeuge. So bildet sich Ozon erst in länger anhaltenden Schönwetterlagen, vor allem dort,wo viele Autofahrer unterwegs sind. Die Ozon-Konzentration steigt dann während des Tages bei strahlender Sonne an: Zwischen 12 und 19 Uhr ist sie am höchsten – nicht nur in den Städten, auch auf dem Lande. Wie kommt das zustande? Warum leidet unter diesem aggressiven Luftschadstoff auch die Landbevölkerung in vermeintlich sauberer Luft?

Unsere Erde heizt sich immer mehr auf – seit etwa 25 Jahren steigt die Durchschnittstemperatur an. Verantwortlich dafür soll der immer größere Verbrauch von Energie, die weltweite Nutzung fossiler Brennstoffe sowie die Brandrodung der Regenwälder sein. Damit entstehen schlimme Folgen: Das Klima verändert sich!

Mit Schadstoffen belastete Luftmassen werden mit dem Wind in die schönsten Gegenden transportiert und durch die „reine“ Sonne mit ihrem hohen UV-Anteil bestrahlt. Da in der Luft auch verdunstende Lösungsmittel von Lacken und Farben und entweichende Treibstoffe wie Fluor-Chlor-Kohlen-Wasserstoffe (sogenannte FCKW-Gase) vorhanden sind, entsteht oft eine sehr hohe Konzentration von Ozon fernab der eigentlichen Schadstoffquellen. Dort wird dann – für viele unerklärlich – bei erhöhter Konzentration Ozon-Alarm ausgelöst. Höchste Ozon-Konzentrationen finden sich im Alpenraum.

Föhn

Für die Alpen- und Voralpen-Ländler gibt es ein „Wetterphänomen“, das den meisten von ihnen gehörig zu schaffen macht: Föhn – der „kräftige Wind aus dem Süden“. Es ist ein trockener warmer Fallwind, der über die felsigen Gipfel der Alpen für Stunden bis wenige Tage in die Täler und ins Alpenvorland eindringt. Er entsteht, wenn sich Luftmassen vor einem Gebirgsmassiv aufstauen, erwärmen, nach oben gleiten, abkühlen und dann ins Tal stürzen. Vor dem Gebirge hat die aufsteigende Luft ihre Feuchtigkeit abgeregnet. Über den schroffen Felsen sind typische Föhnwolken zu sehen – eine besondere Wolkenart. Sie ziehen aber nicht weiter. Die Luft ist trocken geworden und erwärmt sich bei ihrem Hinabgleiten aus großer Höhe um Grad für Grad. Deshalb kann plötzlich im kalten November ein frühlingshafter Wind von Süd mit seinen 20 Grad zu einem schnellen Wetterwechsel führen. Die Luft ist klar – die Sicht kilometerweit. Der Föhn hält ein Tief fern und verschwindet von allein, wenn sich schließlich wieder Kaltluft durchgesetzt hat. Föhnwetter gibt es auch in unseren Mittelgebirgen. Sie sind in vielen Gegenden der Welt bekannt, sogar gefürchtet. Nicht nur in der Medizin weiß man um den Einfluß von Bora und Samum. Die Italiener kennen den Schirokko, die Spanier den Leveche. In Ägypten heißt so ein Wind Chamsin, in Argentinien Zonda.

Bora ist ein kalter, trockener Fallwind an der nordöstlichen Adria und der dalmatinischen Küste. Samum nennt man den trockenen Wüstenwind in Nordafrika.

Auch „einfache" Bewegungen der Luft stören durch ständiges Säuseln in den Ohren und Druck auf Kopf und Nervensystem das Befinden. Die Haare fliegen einem um die Nase. Der Zug an den Haarwurzeln und das Verwirbeln des Haarschopfes machen nervös.

Wind

Da ständig Luftdruck-Gefälle zwischen Hoch und Tief vorhanden sind, entsteht ein Luftdruck-Ausgleich: nämlich Wind. Je stärker der Druckunterschied, um so schneller ist die Luftbewegung: leichte Brise, mäßiger Wind, heftiger Wind, Böen, Sturm, Orkan.

Windstärken

Der 1714 geborene englische Admiral Sir Francis Beaufort hat sich eine von 0 bis 12 reichende Skala der Windstärken ausgedacht, die noch heute Gültigkeit hat.

Windstärke 0 = Windstille – Rauch steigt senkrecht nach oben
3 = schwache Brise – Papier wird aufgewirbelt, Äste bewegen sich
6 = starker Wind – Gehen gegen den Wind ist schon schwer
8 = stürmischer Wind – Äste und Zweige brechen ab
10 = schwerer Sturm
12 = Orkan – Windgeschwindigkeiten zwischen 115 und 130 km/h

Bei uns erreichen die stärksten Stürme meist die Stärke 10. In den Tropen oder auf den Meeren kann man Orkane mit der Stärke 12 erleben.

An den Küsten kleinerer oder größerer Meere, aber auch schon an großen Seen, wehen im Tagesverlauf zwei verschiedene Winde: See- und Landwind.

In Hitzeperioden mit brennender Sonne ist der Aufenthalt an einer Küste wegen der leichten Brise angenehm. Urlauber schätzen das.

- Am Tag erwärmt sich das Land schneller als das Wasser. Die Luft über dem Festland wird leichter und steigt nach oben. Die kühlere Luft vom Wasser strömt nach: Seewind.
- Wenn die Sonne untergeht, kühlt das Land schneller ab als das Wasser. Der Wind weht abends auf das Meer oder den See: Landwind.

Segen und Sorgen bringt der bekannte Seewind in den Küstenländern der Tropen am Indischen Ozean: der Monsun. Mit ihm zieht viel Feuchtigkeit auf das dichtbewohnte Land. Es regnet häufig in Strömen – die Natur dankt es mit reicher Ernte und Fruchtbarkeit. Doch wehe, wenn der ersehnte Regen-Wind ausbleibt: Alles verdörrt und vertrocknet. Hungersnöte schaffen Weh und Ach bei den dort lebenden Menschen.

Luftfeuchtigkeit

Luftfeuchte prägt wie Luftdruck und Lufttemperatur das Wetter. Wasser aus der Oberfläche der Erde, besonders aus den Meeren, Seen und Flüssen, verdunstet. Wasserdampf steigt in die unteren Luftschichten und bildet je nach Menge die relative Luftfeuchtigkeit. Sie kann man an speziellen Meßgeräten, den Hygrometern, ablesen. Ist die Luft mit Wasserdampf vollständig angefüllt, ist sie satt. „Gesättigte" Luft hat 100 Prozent relative Luftfeuchtigkeit. Wird sie übersättigt, so kondensiert sie zu Tropfen: es entstehen Wolken, Nebel, Regen, Hagel und Schnee, am Erd-

Ein sehr einfacher und gebräuchlicher Luftfeuchtemesser ist das Haarhygrometer. Ein langes Haar wird auf einer Seite fest eingespannt und auf der anderen Seite um eine Achse geführt, an der ein Zeiger befestigt ist. Da sich das Haar ausdehnt, wenn die Feuchtigkeit zunimmt, kann man auf einer Skala die Feuchte ablesen.

Seit wann benutzen wir Schirme?

Vor 3000 Jahren benutzte man in Asien Schirme – ein Herrschafts- und Statussymbol. Der König von Siam trug den Titel „Herr über 24 Schirme".

Seit alters her wurde der Schirm als ein Zeichen von Ansehen und Macht betrachtet – ein Schattenspender, den die Bediensteten dem Würdenträger nachtrugen. In Griechenlands riesigen Amphitheatern saßen die Mächtigen unter Schirmen, um den Aufführungen unter einem Sonnenschutz zu folgen.

In Mitteleuropa kamen die Schirme erstmals im 12. Jahrhundert auf. Bis ins 13. Jahrhundert hinein waren sie in der christlichen Kirche Ausdruck der geistlichen Macht. Als Sonnen- und Regenschutz entwickelte sich der Schirm erst im 18. Jahrhundert – nun als ein Gegenstand für den täglichen Gebrauch.

boden Tau und Reif. Dieses Auf und Ab – Aufstieg von Luftfeuchte in die Höhe und Herabfallen auf die Erde – wird als Kreislauf des Wassers bezeichnet. Dieser ewige Rundlauf wird von der Sonne in Bewegung gehalten. Fast wie in einem Märchen erscheint uns folgendes Bild: Kleinste Wassertröpfchen klettern an den Sonnenstrahlen hinauf. Klar und deutlich sieht man die dicken Strahlen, die in das Meer oder einen See eintauchen. Der Volksmund sagt: „Die Sonne zieht Wasser."

Wolken

Je höher die kleinen Tröpfchen steigen, um so dichter lagern sie sich aneinander. Sie verbinden sich zu einer schwebenden Masse. Kondensation nennt man das. Am Himmel bilden sich Wolken: fein und faserig wie ein Schleier, wohlgeordnet wie eine Schafherde, glatt und gewölbt wie Wattebäusche, geballt wie ein großer Haufen Baumwolle. Aber auch schwarz wie die Pest, tiefliegend mit Drohgebärden, blitzend und krachend wie ein rasendes Ungestüm. Die Vielfalt von Wolken ist kaum zu beschreiben. Da sie unter bestimmten Bedingungen immer wieder auftreten, haben sie die Wissenschaftler systematisch geordnet.

Wettersatelliten senden ihre Bilder aus einer Höhe von 800 bis 1100 Kilometern oder noch weiter entfernt zur Erde. Sie zeigen die Wolkenbildung in einem bestimmten Gebiet. Wolkenwirbel, „Geburten" und „Sterben" von verschiedenen Wolkenarten werden beobachtet.

Bei der Einteilung geht man von der Art ihrer Entstehung, ihrem Aussehen oder von ihrer Höhenlage aus. Nach ihrem Aussehen wurden sie bereits 1803 von dem Engländer Luke Howard in drei Hauptklassen eingeteilt:

- **Cirrus:** seidiges oder federähnliches Aussehen, sehr hoch
- **Cumulus:** glatte Unterseite und gewölbte Oberfläche, Aussehen wie Blumenkohl, einzeln oder in Gruppen
- **Stratus:** Schichtwolken, langgestreckt, nicht dick

Die heute in der ganzen Welt gültige Klassifikation geht auf die Howardschen drei Hauptklassen zurück. Sie wurden untereinander z. B. zu Cirrostratus, Stratocumulus und Cirrocumulus kombiniert. Zusätzlich wird nach ihrer Höhe über dem Erdboden noch zwischen tiefen, mittelhohen und hohen Wolken unterschieden. Als vierte Gruppe kamen Wolken mit großer senkrechter Ausdehnung hinzu. So kann man sie in vier „Familien" einteilen, die wiederum aus insgesamt zehn Hauptarten bestehen.

Gewitter

Wie weit ist ein Gewitter entfernt? Teilen Sie die Sekunden (21, 22, ...) zwischen Blitz und Donner durch 3, dann erhalten Sie die Entfernung des Gewitters in Kilometern.

Es gibt einen Riesen unter den Wolken: Cumulonimbus, die typische Gewitterwolke. Sie entsteht, wenn die Schönwetterwolken – Cumuluswolken, Wasserwolken – durch erwärmte Luft mächtig in die Höhe schießen. Die Wassertropfen werden bis an die Grenze der Troposphäre geschleudert, wo sie zu bizarren Eiskristallen erstarren. Hochaufragend hat sich eine Eiswolke gebildet. Unten schwarz und beutelartig ausgestülpt, oben weiß und aufquellend. Das bedeutet: In der Wolke herrschen starke Auf- und Abwinde. Durch das ständige Aneinanderreiben der Wasserteilchen entsteht eine elektrische Spannung – bis zu 100 000 Volt. Bei Spannungen in den Wolken fühlen sich viele Menschen wie „unter Strom" gesetzt. Die Spannung des Gewitters entlädt sich mit einem heftigen „Kurzschluß", dem Blitz. Er ist nur wenige Zentimeter dick, aber bis zu 30 000 Grad heiß. Dadurch dehnt sich die erhitzte Luft explosionsartig aus und schlägt mit fürchterlicher Gewalt wieder zusammen: zum Donnerhall. Die entladene Stromstärke beträgt einige 100 000 Ampère. Dabei entweicht eine Leistung von ein paar Millionen Kilowatt. Gewaltig! Leider kann man diese enorme Energiemenge bis heute nicht ausnutzen.

Richtiges Verhalten bei Gewitter

Wird man von einem plötzlich heraufziehenden Gewitter überrascht, sollte man einige Regeln beachten:

- Auf freiem Feld mit geschlossenen Füßen in die Hocke gehen und den Rücken krumm machen. Nicht flach hinlegen, da die Kontaktfläche zum Boden zu groß ist.
- Kein Schutz unter einzeln stehenden Bäumen suchen. Es gilt *nicht* „Buchen sollst Du suchen“ und „Eichen mußt Du weichen“.
- Das Fahrrad weit von sich hinlegen. Metall zieht den Blitz an.
- Nicht in freien Gewässern baden oder schwimmen. Wasser leitet den Blitz.
- Im Auto sitzen bleiben. Der Blitz kann nicht eindringen.

So gewaltig die freigesetzte Elektrizität eines Gewitters ist, so gewaltig sind auch das Aussehen und die Auswirkungen auf Mensch und Natur. Gewitterblitze sind die stärksten elektrischen Entladungen unseres Wetters. Immerhin kommt es auf der Erde zu ca. 30 Erdblitzen in der Minute.

Nebel

So wie die Riesen am Himmel den Menschen bedrohen, so sind die Wolken dicht über der Erdoberfläche eine erhebliche Gefahr: Nebel. Ab einer Sichtweite unterhalb eines Kilometers haben sich die winzigen Wassertröpfchen so zusammengeballt, daß von Nebel die Rede ist. Sie können eine „Waschküche“ bilden, so daß der Autofahrer seinen Vordermann kaum noch sieht und das Rücklicht nur schwach wahrnimmt. Kommt Wind auf oder hat die Sonne viel Kraft, so löst sich der Nebel wieder auf. Die Gefahr ist dann gebannt – die Autofahrer atmen auf.

Die Nebelschlußleuchte Ihres Autos dürfen Sie erst bei einer Sichtweite von unter 50 Metern einschalten. Da sie Ihren Hintermann stark blendet, muß sie auf nebelfreien Abschnitten und bei besserer Sicht sofort ausgeschaltet werden.

Der Mond – wie beeinflußt er uns wirklich?

Wollten Sie schon mal einen unbequemen Mitmenschen auf den Mond schießen? Kennen Sie jemanden, der hinter dem Mond lebt? Oder greifen Sie manchmal nach dem Mond? Unser Nachtgestirn, der Mond, ist nicht nur in unserer Sprache fest als Sinnbild verankert, auch in vielen Schlagern, selbst in der klassischen Musik besingen wir die „Laterne am Himmel". Und unseren Kindern lesen wir die Geschichte von Peterchens Mondfahrt vor, dem kleinen Jungen, der sich den Mann im Mond mal aus der Nähe anschauen wollte.

Direkt auf dem Mond zu landen und ihn zu betreten – dieser Traum wurde erst in unserem Jahrhundert Wirklichkeit. Am 21. Juli 1969 betrat der amerikanische Astronaut Neil Armstrong als erster Mensch den Mond.

Seit Jahrmillionen umkreist der Mond als kahler Felsbrocken unsere Erde, unbeirrt und einsam, regelmäßig und auf die Sekunde genau. Manchmal verleugnet er seine Existenz. Dann wendet er uns seine nachtschwarze Seite zu: Neumond. Bisweilen erstrahlt er mit dem geborgten Licht der Sonne vom dunklen Nachthimmel: Vollmond.

Wie weit weg ist der Mond?

Die Umlaufbahn des Mondes ist eine Ellipse. So kommt es, daß uns das Nachtgestirn mal aus 356 500 Kilometern, manchmal jedoch aus 406 700 Kilometern entgegenleuchtet. Dadurch erscheint er uns verschieden groß. Um zu ihm zu gelangen, wäre ein Fußgänger etwa 11 Jahre unterwegs, ein Intercity-Zug 5 Monate, ein Jumbo-Jet 20 Tage, ein Raumschiff wenige Tage. Ein Licht- oder Radarstrahl ist nur 1,3 Sekunden unterwegs.

Der Mond löst seit Jahrtausenden bei den Menschen eine tiefe Faszination aus. Es ist sogar eine Verbindung von

Wetter und Mond überliefert: In der Bibliothek des Assyrer-Königs Assurbanipal (700 v. Chr.) fand man den Wetterspruch auf einer Tontafel: „Gibt es am Tag des Neumondes ein Unwetter, so ist erfolgreich Ernte zu erwarten."

Was mag wohl die Anziehungskraft des Erdtrabanten auf uns Lebewesen auslösen? Viele Fragen konnten inzwischen von den Mondforschern beantwortet werden. Es bleiben aber noch genügend Rätsel, die gelöst sein wollen.

Einst vermutete man auf dem Erdbegleiter den Sitz von Göttern und Dämonen; finstere, aber auch gute Mächte soll er beherbergt haben. Mystisch wurden von unseren Vorfahren seine Phasen gedeutet: mal eine schmale Sichel, dann eine große runde Scheibe – sogar mit einem Gesicht, und manchmal war er überhaupt nicht am Himmel erschienen.

Auch Tiere sind dem Mond erlegen. Was für ein schrilles und markerschütterndes Geheul von Wölfen, wenn sie der Vollmond in hellen Nächten ärgert!

Die wahre Natur des Mondes blieb lange im Dunkeln – gewissermaßen in der Phase des Neumondes. Licht kam erst auf, als sich Gelehrte mit den Naturgesetzen beschäftigten und den Aberglauben widerlegen konnten. Die Griechen erkannten die Zusammenhänge der Mondphasen und Finsternisse. Galileo Galilei schaute mit seinem Fernrohr 1609 zum ersten Mal auf den Mond und skizzierte eine erste Landkarte mit Kratern und Bergen.

Wie groß ist unser Mond?

Der Durchmesser des Mondes beträgt genau 3 474 Kilometer – das entspricht etwa der Entfernung zwischen Lissabon und Moskau. Die Oberfläche ist etwa viermal so groß wie die Ausdehnung Europas, das entspricht etwa einem Drittel der gesamten Erdoberfläche. Am Himmel erscheint der Mond so groß wie die Sonne. Diese ist zwar 400 mal größer, dafür aber auch 400 mal weiter entfernt.

Weit weg von uns, in etwa 384 000 Kilometern Entfernung, zieht der einzige Begleiter unseres Planeten seine Bahn: In einem gleichmäßigen Rhythmus, zeitgenau und auf seinem vorgeschriebenen Weg. Er verändert aus unserer Sicht, von der Erde aus, seine Größe, abhängig von seiner Entfernung und der Höhe am Himmel. Wie faszinierend, wenn er kugelrund rotgelb vom Horizont aufsteigt: Man hat den Eindruck, ihn mit den Händen fassen zu können. Wie kühl, abweisend und klein erscheint die silberne Scheibe, wenn sie fast senkrecht über uns steht. Vollmond – ein Phänomen mit unglaublichen Wirkungen auf Geist und Körper. Schriftsteller und Komponisten wurden von seinem Licht inspiriert; Verliebte schauen seit Zeiten stundenlang in sein verführerisches Gesicht; die Natur wird durch ihn nicht nur in der Nacht beeinflußt.

Wirkt der Mond auch auf das Wetter?

Oft hört man, bei zunehmendem Mond sei das Wetter stabil; bei Vollmond würde es umschlagen; bei abnehmendem Mond soll es viel Regen geben. Wie falsch solche Regeln sein müssen, erkennt man daran, daß der Mond für alle Menschen auf der Erde zu- oder abnimmt, Voll- oder Neumond ist. Es müßte also in allen Ländern die gleiche Wettersituation bestehen.

Springfluten sind zerstörerische Erscheinungen der Gezeiten. Verstärken sich die Anziehungskräfte von Mond und Sonne, so können sie an besonderen Küstengebieten bis zu 15 Meter betragen. Sie treten beeindruckend zu den Tagundnachtgleichen im Frühjahr und Herbst auf.

Eines ist jedoch gewiß: der Mond löst die Gezeiten Ebbe und Flut in den Meeren aus. Ein Flutberg entsteht direkt unter dem Mond, da seine Anziehungskraft überwiegt. Ein zweiter buckelt sich auf der mondabgewendeten Seite der Erde, weil durch die Fliehkraft der Erdkugel bei ihrer Drehung die Wassermassen weggestoßen werden. Alle 12 Stunden und 25 Minuten entsteht das Hochwasser. Seine Intensität ist vom Stand des Mondes abhängig. Stehen Erde, Mond und Sonne bei Vollmond oder Neumond in einer Linie, so sind die Anziehungs- und Fliehkräfte besonders groß. Springfluten können sogar große Schäden an Küsten anrichten.

Der erste Schritt auf den Mond

21. Juli 1969, 3 Uhr 56 mitteleuropäischer Zeit. Der amerikanische Astronaut Neil Armstrong setzt seinen linken Fuß auf den Mond – zum ersten Mal in der Geschichte des Erdtrabanten betritt ein Mensch seine Oberfläche. Die Worte „Dies ist ein kleiner Schritt für einen Mann, aber ein großer Schritt für die Menschheit" umfliegen raketenähnlich den Erdball.
Neil Armstrong und Edwin Aldrin springen federleicht mit großen Schritten im Mondstaub und hinterlassen tiefe Fußspuren. Sie stellen ein amerikanisches Sternenbanner und einige Meßgeräte auf, sammeln 22 Kilogramm Mondgestein ein und verlassen nach zweistündigem Ausflug mit ihrer Mondfähre „Eagle" um 18.45 Uhr mitteleuropäischer Zeit den Mond. Glücklich landen sie wieder auf der Erde – pünktlich wie geplant.

Da der Mond für eine Eigenumdrehung die gleiche Zeit benötigt wie für einen Umlauf um die Erde, wendet er uns immer dieselbe Seite zu – das uns bekannte typische „Mondgesicht". Seine Rückseite konnte erst durch die Raumfahrt erkundet werden.

Auch das Festland hebt und senkt sich täglich zweimal um etwa 30 bis 50 Zentimeter. Dadurch entstehen geringe Schwankungen des Druckes in der Lufthülle der Erde. Sie sind jedoch viel zu klein, um das Wetter zu beeinflussen. Doch eines wissen wir mit Sicherheit: auf dem Mond gibt es kein Wetter. Ihm fehlt die Lufthülle, die für jegliche Wettererscheinungen unabdingbar ist (s. S. 28).

Die Macht des Mondes über den Menschen

Wenn auch nicht auf das Wetter, so hat der Mond doch eine magische Kraft auf uns Menschen. Er beeinflußt unser Leben tagtäglich. Warum das so ist, kann bisher kein

Wissenschaftler erklären. Der Mond ist erforscht wie kein zweiter Himmelskörper – am 20. Juli 1969 betrat der erste Mensch den Mond. Dennoch: Der Trabant gibt all seine Geheimnisse immer noch nicht preis.

Doch eines ist klar: Es sind die vier Mondphasen, die einen unwiderstehlichen Einfluß auf unsere Psyche ausüben. Steht der Mond der Erde am nächsten, entfaltet er seine stärksten Kräfte. Ist der Himmel sternenklar, leuchtet eine weiße Scheibe in buchstäblicher Mondhelligkeit auf uns nieder – in unsere Schlafzimmer. Sie raubt uns den erholsamen Schlaf. Aber nicht nur die nächtliche Ruhe ist gestört. Millionen Menschen spüren in diesen hellen Nächten die geheimnisvolle Energie des Vollmondes. Sie sind wie „aufgeladen“: viele reagieren überdreht, gereizt, nervös und aggressiv. Sie haben Kopfschmerzen, fühlen sich depressiv und klagen über Störungen ihrer allgemeinen Befindlichkeit.

Der helle Vollmond hat auf viele Menschen eine magische Kraft. Psyche und körperliche Befindlichkeiten werden vom Mond auch in seinen typischen Phasen beeinflußt – obgleich er etwa 384 000 Kilometer von uns entfernt ist.

Tatsache ist: bei Vollmond häufen sich die Notfälle. „Immer, wenn der Vollmond am Himmel steht, ist bei uns die Hölle los!“ berichten Polizei, Feuerwehr und Ärzte. Die Unfallkurve klettert jäh in die Höhe. Selbstmorde, Gewalttaten, Ehekrisen, auch Herzinfarkte und Geburten häufen sich in diesen Tagen. Menschliches Fehlverhalten fällt auf; Autofahrer fahren rücksichtsloser; Menschen reagieren gereizter; Alkoholiker trinken noch mehr. „Die ganze Stadt hat bei Vollmond einen anderen Charakter“ sagen die Taxifahrer.

Eine rätselhafte Kraft, die zu diesem Verhalten führt, ist die Anziehungskraft des Mondes. Genau wie Ebbe und Flut auf der Erde entstehen, wirkt diese Energieform im gleichen Sinn auf den Menschen. In ihm entstehen auch Gezeiten, gewissermaßen „Miniebbe“ und „Miniflut“. Ein Mensch besteht eben zu 80 bis 90 Prozent aus Wasser.

Geophysikalische Kräfte auf der Erde und der Einfluß des Mondes beeinträchtigen Aktivitäten unserer Nerven.

Nur besonders sensible Menschen mit starken Schwankungen ihres Gemütes und ihrer Stimmungen reagieren bei Vollmond besonders extrem. Bei ihnen löst der Mond spür- und erlebbare Veränderungen im Seelenleben aus. Unter ihnen trifft man besonders häufig Nachtwandler. Warum gerade Mondsüchtige diese seltsamen Gemütszustände erleben, ist bis in die letzten Einzelheiten noch nicht erforscht.

Schlafwandeln

Von 100 Menschen wandern immerhin drei in der Nacht im Schlaf umher, mehr Kinder als Erwachsene, doppelt soviel Männer als Frauen.
Es ist ein Schlaf mit gespaltenem Zustand: „motorisches Wachsein" und „psychischer Schlaf". Das Wachbewußtsein fehlt – die Augen sind starr geöffnet.
Im Stadium des Tiefschlafes verlassen die Schlafwandler das Bett und gehen sicher, festen Schrittes und gezielt ihren Weg – bei Vollmond. Da es sich um teilweises Wachsein handelt, ist der Betroffene durch äußere Reize aufweckbar. Nach seinem Ausflug fällt er in einen erholsamen Schlaf, wacht morgens auf – und weiß überhaupt von nichts. Mit großem Staunen hört er die Berichte über seinen Spaziergangs in heller Vollmondnacht durch die Wohnung, über Dächer und Mauern.

Schlafwandeln bei Vollmond hat viel mit dem Zustand der Hypnose zu tun. Deshalb kann man über eine psychotherapeutische Behandlung eine Verminderung der gefährlichen nächtlichen Aktivitäten erreichen. Mit Medikamenten wird man keinen Erfolg haben.

Mondsüchtig – alles nur Einbildung?

Die Kraft des Mondes wird allerdings auch unterschiedlich erlebt. Es gibt Menschen, die nichts vom Mond wissen, außer, daß es ihn gibt. Andere empfinden den Mond als Schicksal. Der eine spürt den nahenden Vollmond schon ein bis zwei Tage vorher. Bereits dann ist er hochgradig nervös und total unausgeglichen. Ist der Mond rund und hell, reagiert er ausfallend und urteilt ungerecht. Ein anderer fühlt sich bei Vollmond in Höchstform. Er könnte Bäume ausreißen und die Nacht durcharbeiten. Alle Beschwerden sind wie weggeblasen. An Krankheiten ist nicht zu denken. Energie und Unternehmungslust sprühen wie nie.

Eine Mondfinsternis ereignet sich, wenn der Mond in den Halb- oder Kernschatten der Erde eintritt: Sonne – Erde – Mond. Da die Erde das Sonnenlicht streut und beugt, wird die Mondscheibe in ein rötliches Licht getaucht.

Nicht nur die suggestiven Wirkungen des Vollmondes beeinflussen das Befinden und die Gesundheit. Auch wenn der Mond weitergewandert ist, sich von uns und der Erde wegbewegt hat – ganz heraus aus seinem Griff entläßt er uns aber nie! Seine Leine, an der wir schicksalergeben zappeln, wird nur etwas länger. Egal, ob das Himmelslicht bei klarem Wetter in voller Schönheit am Firmament steht, ob es als ab- oder zunehmende Sichel zwischen den Sternen hängt oder gerade im Stadium des Neumondes überhaupt nicht zu sehen ist – wir stehen unter seinem Einfluß.

Die Mondphasen und ihre Wirkungen

Viele Philosophien sind entstanden, um die Phasen des Mondes einem bestimmten Befinden zuzuordnen oder umgekehrt. Gern möchte man dem leidenden „Mondkranken“ Ratschläge geben, die ihn vor den Einflüssen des Felsgiganten schützen sollen.

Neumond: Energiephase

Körper und Psyche sind im Einklang. Das Befinden und die Gesundheit sind ausgeglichen. Mit der vorhandenen Energie schafft man mehr als sonst.

Zunehmender Mond: Denkphase

Körperliche und geistige Schonung sind angesagt. Energie kann besser gespeichert und Kräfte können gesammelt werden. Den Geist darf man mehr fordern.

Vollmond: Erotikphase

Die volle Kraft des Mondes durchströmt den Körper, bringt Hormone in Wallungen, verschafft schönste Gefühle. Leider nicht allen! Übrigens: bei Vollmond werden die meisten Kinder gezeugt!

Abnehmender Mond: Startphase

Höchstleistungen können erreicht werden. Körper und Seele sind energiegeladen. Positiver Streß ist willkommen. Bekannt ist: Wunden heilen besser, Operationen verlaufen problemloser.

Tips bei Vollmond

Wenn Ihnen das gelbweiße Vollmondlicht die Ruhe raubt, beachten Sie folgende Hinweise:

- Verdunkeln Sie Ihr Schlafzimmer so gut wie möglich – im Dunkeln schläft es sich besser.
- Achten Sie auf Ruhe – stecken Sie eventuell Stöpsel in die Ohren.
- Stellen Sie sich von vornherein auf Schlaf ein – verbannen Sie den besorgten Satz „Ich kann heute bestimmt nicht schlafen!"
- Trinken Sie zur Unterstützung einen „Einschlaf"-Tee aus Baldrian, Hopfen und Melisse.
- Sind Sie bei Vollmond depressiv, nehmen Sie regelmäßig Johanniskraut ein – innere Ruhe stellt sich ein.
- Arbeiten Sie sich an einem „Vollmond-Tag" ausreichend aus – dann sind Sie abends auch müde.

Schlaflosigkeit bei Vollmond, das erleben Millionen von Menschen. Am Tage auf Hochtouren – abends totmüde. Doch der Schlaf will nicht kommen. Nicht wenige wälzen sich in hellen Nächten in ihren Betten unruhig hin und her und bekommen kein Auge zu.

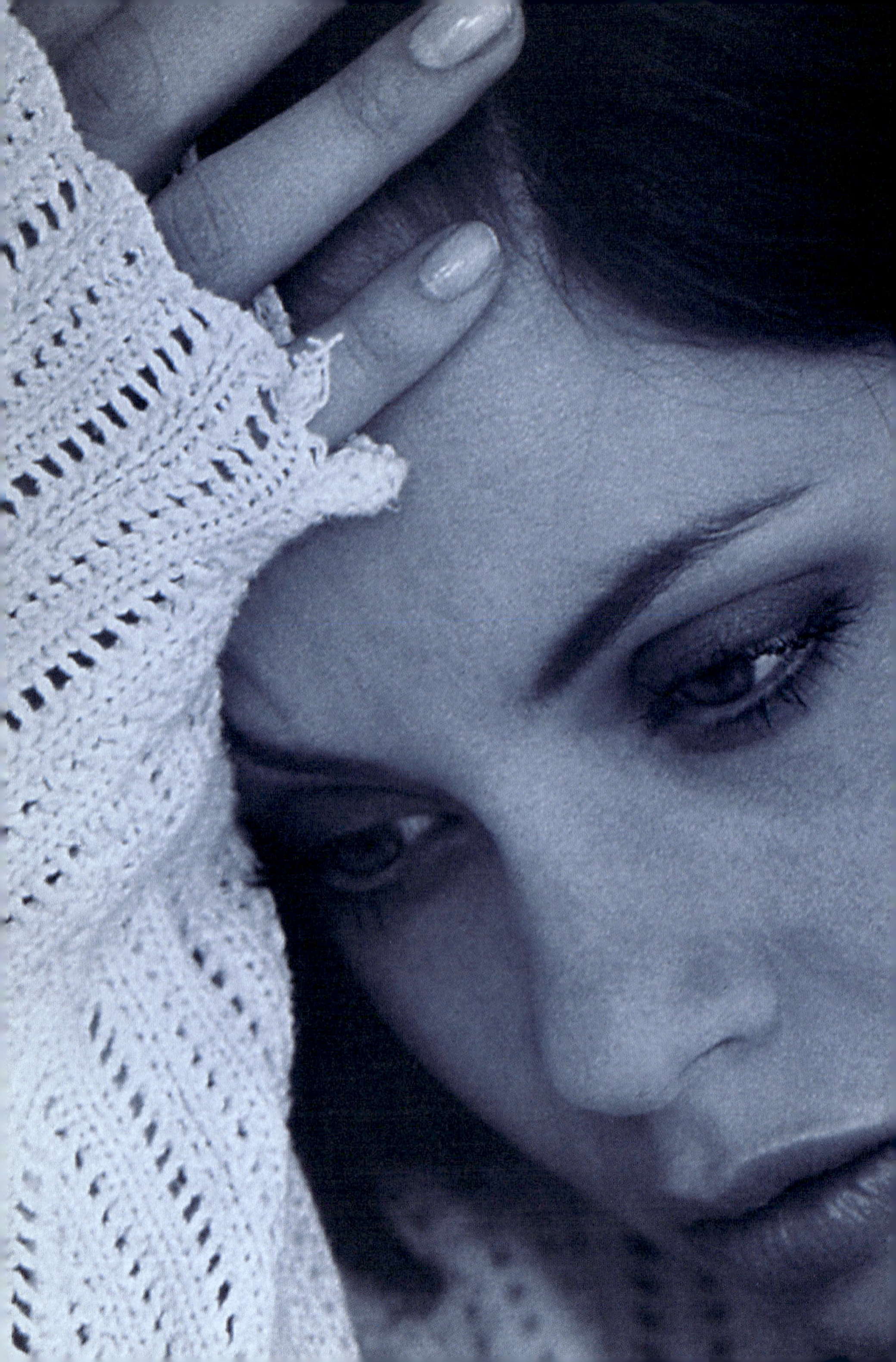

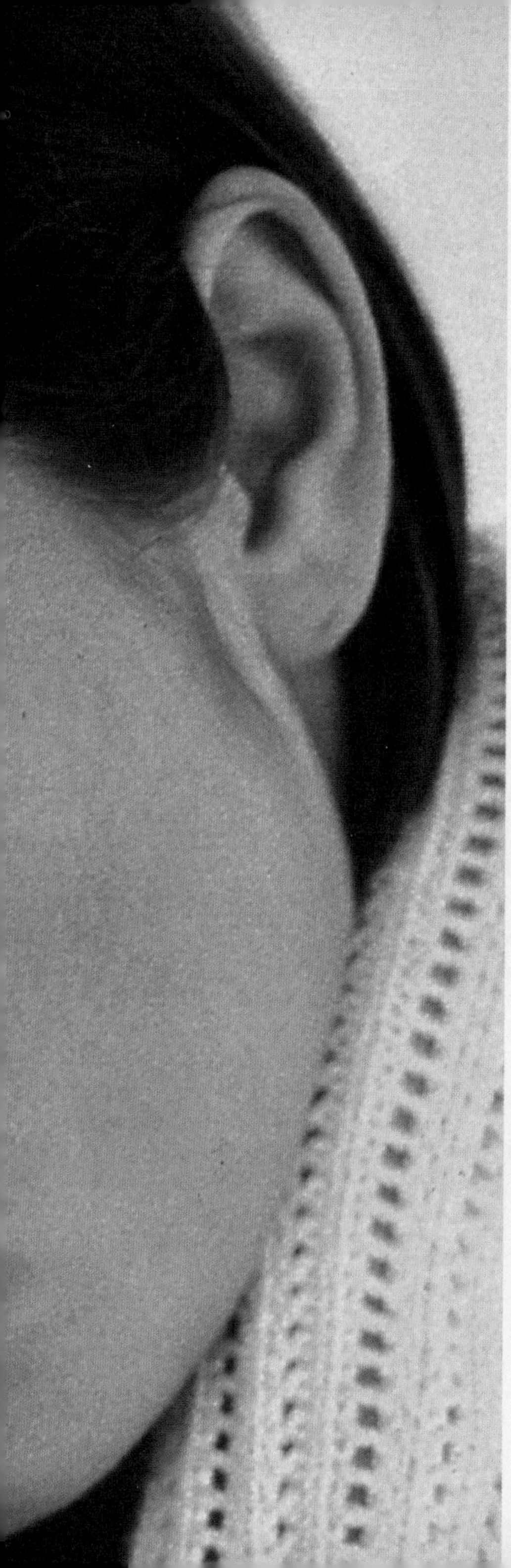

Wenn das Wetter krank macht

Belastet Sie das Wetter nicht oder nur selten? Dann gehören Sie zu den wenigen Glücklichen. Spüren Sie die Einflüsse deutlich? Dann sind Sie wetterfühlig. Und wenn Sie sogar mit gesundheitlichen Problemen reagieren, gehören Sie zu den Wetterempfindlichen.

Sind Sie wetterreagierend, wetterfühlig oder wetterempfindlich?

Niemand kommt am Wetter vorbei. Es beeinflußt unser Leben wie kaum eine andere Naturerscheinung. Unser Nervensystem, das wir nicht durch unseren Willen beeinflussen können, läßt uns das Wetter fühlen. Je nachdem, wie und wie stark wir reagieren, unterscheidet man in Wetterreagierende, Wetterfühlige und Wetterempfindliche. Zu welcher Gruppe gehören Sie?

Jeder Mensch wird durch das Wetter in seinem Befinden beeinflußt. Der eine mehr, der andere weniger. Einer wird nicht direkt gestört, ein anderer leidet täglich. Manche macht es buchstäblich krank – wetterkrank.

Wetterreagierende

Scheint die Sonne, stellt sich sofort gute Laune ein. Ist der Himmel grau in grau und wolkenverhangen, beginnt der Tag vielleicht genauso trüb. Der Alltag hat einen jedoch schnell eingeholt, und Beschwerden verspürt man nicht. Zum Feierabend hellt sich genau wie der Himmel die Stimmung von allein wieder auf. Erkennen Sie sich hier wieder? Dann gehören Sie zu der großen Schar Menschen, die auf das Wetter reagieren, und zwar unauffällig und ohne Sorgen. Wetterreize werden beinahe mühelos verkraftet. Sie leiden nicht darunter, auch wenn Sie leichte körperliche oder seelische Veränderungen spüren – sie stören sie nicht.

Wetterfühlige

Ändert sich das Wetter plötzlich, wird nicht nur unsere Laune mies: viele Menschen beginnen, heftig zu leiden. Sie fühlen förmlich, wie das Wetter in ihrem Körper wühlt und für Unfrieden sorgt. Ihr Befinden ist deutlich gestört. Sie klagen über Schlafstörungen, Kopfschmerzen, Herzklopfen, Kreislaufstörungen und sind gereizt, müde und mißgelaunt. Gehören Sie vielleicht zu denen? Wetterfühlige – so nennt man diese Menschen.

- **Wetterempfindliche**

Oder reagiert Ihr Organismus besonders stark auf Wetterreize? Vielleicht sogar mit heftigen Schmerzen oder „richtigen" Krankheiten? Oder sind Sie akut oder chronisch krank und verspüren die Beschwerden bei ungünstigem Wetter besonders stark? Dann liegt eine ausgeprägte Empfindlichkeit vor. Die Wetterempfindlichen müssen immer damit rechnen, daß bei ihnen bestimmte Wetterlagen akute Beschwerden auslösen können oder sich bestehende Leiden verstärken. Sie gehören zu der Gruppe von kranken Menschen, die durch Wettereinflüsse zumeist ausgesprochen körperlich reagieren. Sie haben „Wetterschmerzen": Operationsnarben, Knochenbruchstellen, Rheumabeschwerden, Koliken, aber auch depressive Verstimmungen machen ihnen erheblich zu schaffen.

Wie das Wetter das vegetative Nervensystem beeinflußt

Wetter als solches macht den Menschen nicht krank, solange er das alltägliche, atmosphärische Reizgeschehen mit normaler Anpassung beantwortet. Steigert sich aber ein Wetterreiz zum Streß, so entstehen höhere Anforderungen an das sogenannte vegetative Nervensystem – unsere Steuerungszentrale für lebensnotwendige Funktionen. Es arbeitet selbständig – ohne unser bewußtes Zutun. Deshalb heißt es in der Fachsprache auch „autonomes Nervensystem". Seine Aufgabe besteht darin, das innere Gleichgewicht zu erhalten: egal, ob es draußen stürmt oder schneit, bitter kalt oder schwül-warm ist. Konstante Verhältnisse müssen mit aller Macht für jeden Lebensvorgang erhalten werden.

Beim Menschen und den Wirbeltieren ist mit dem Zentralnervensystem im Gehirn und Rückenmark ein weitverzweigtes Nervensystem im gesamten Körper verbunden. Das vegetative Nervensystem steuert unabhängig vom Willen die Tätigkeiten der Eingeweide, Drüsen und Blutgefäße.

Dazu bringt ein Teil dieses Nervensystems große Kräfte auf. Es liefert volle Energie. Alles wird wie bei einer

Maschine „angetrieben". Dafür sorgt der Sympathikus, der „Stimulierende". Sein Gegenspieler ist für Einsparungen von Energie verantwortlich: er beruhigt, entspannt und erholt. Der Vagus, auch Parasympathikus genannt, ist der „Bremsende". Beide schaffen ein inneres Gleichgewicht, lösen bei „guter" Funktion Wohlbefinden aus.

Wetterfühligkeit – ein Problem unserer Zeit

Wehe, wenn durch äußere Einflüsse dieses wohlabgestimmte Gleichgewicht ins Wanken gerät: Beschwerden machen das Leben schwer. Der nächste Weg führt zum Arzt. Der Fachmann schüttelt den Kopf: „Alle Untersuchungen sind unauffällig – keine organisch bedingte Krankheit. Es sind funktionelle Störungen!" Die „Hundert Übel" sagen die Chinesen zu solchen Situationen. Wir sprechen von „vegetativen Beschwerden" und von „vegetativer Dystonie".

Als nervös bezeichnet man einen Menschen, dessen Nerven leicht reizbar sind und der sich nicht konzentrieren kann. Seine Nervosität zeigt sich in vielen Fehlfunktionen und Störungen des Wohlbefindens. Das vegetative Nervensystem ist nicht in der Lage, dies auszugleichen.

Im Zeitalter einer hektischen Lebensweise mit hohen Ansprüchen an das vegetative Nervensystem ist die Diagnose „vegetative Dystonie", also „kein organischer Befund", schnell ausgesprochen. Die Mehrzahl der Menschen einer modern anmutenden Gesellschaft ist kaum noch in der Lage, den ständigen Reizen von körperlichen und seelischen Belastungen standzuhalten. Sie finden kaum noch genügend Ausgleich – Entspannung. Die Anforderungen des Alltages sind zu groß – Spannung. Dann machen eines Tages die „Nerven einfach nicht mehr mit". Früher nannte man diesen Zustand „Nervenschwäche" oder ärztlich-medizinisch ausgedrückt: Neurasthenie.

Egal, wie man es bezeichnen möchte – es ist eine Irritation des vegetativen Nervensystems. Fehlleistungen, Funktionsstörungen, Mißempfindungen oder einfach nur

Unwohlsein machen vielen Menschen den einen oder anderen Tag zur Hölle. Das Befinden ist erheblich gestört. Solche Fehlreaktionen sind auch typisch wetterbedingt. Die Mediziner sprechen von „Wetterlabilität" – die Chinesen sprechen von einem der „Hundert Übel".

Die typischen Wetterbeschwerden

Ein Glück, nicht jeder reagiert mit Beschwerden auf intensive Wetterreize. Bei vielen Menschen paßt sich der Organismus fast unbemerkt den klimatischen Bedingungen an. Er gehört zu den Auserwählten, die mit den Unbilden der Natur gut zurechtkommen. Das vegetative Nervensystem baut gewissermaßen eine Barriere gegen schädigende Einflüsse auf. Zwischen dem 50. und 70. Lebensjahr antwortet jeder zweite „normal" auf das Wetter. Er registriert das Wetter bestenfalls, leidet aber nicht darunter. Sie sind höchstens Wetterreagierende (s. S. 66).

Die andere Hälfte in diesen Jahrgängen quält sich mit „ihrem" Wetter: sie ist wetterfühlig. Vielfältige Störungen des Befindens machen sie zu „fast-kranken" Erdenbürgern:

- Kopfschmerzen, Abgeschlagenheit, Antriebsarmut, Müdigkeit, Mattigkeit, Konzentrationsmangel, Lustlosigkeit, Benommenheit, Reaktionsminderung, Appetitlosigkeit, Schlafstörungen.
- Gereiztheit, Aggressivität, Unruhe, Ruhelosigkeit, Bewegungsdrang, Unausgeglichenheit.
- Angst, Depression, Pessimismus, Schuldgefühle, Niedergeschlagenheit, Herzklopfen, Schwindel, Verwirrung, Schweißausbrüche.

Bei Wetterfühligen findet sich eine Anhäufung von Störungen des Wohlbefindens: Sie sind unpäßlich, der Leidensdruck ist zum Teil enorm hoch.

Wetterlage:

Beschwerden:	Föhn und föhnartige Winde	Zufuhr feuchter Warmluft	Dauerhafte Warmluft	Zentrum des Tiefdrucks	Maritime Kaltluft	Anhaltende Schlechtwetterzone	Schlechtwetter bei Ostwind	Schönwetter bei Ostwind	Kaltes Hoch	Warmluftzufuhr am Hoch-Rand	Kaltluft bis in große Höhen
Migräne		●							●		
Kopfschmerz	●	●		●	●			●			
reduzierte Blutgerinnung	●	●						●			
Schlafstörung	●	●	●					●			
Krämpfe	●				●			●			
Thrombose		●									
Embolie		●	●								
erhöhtes Unfallrisiko		●	●								
Senkung des Blutdrucks	●	●						●			
Verstärkung von Entzündungen		●	●							●	
Selbstmord	●	●						●			
Herzinfarkt		●	●	●	●						
Phantomschmerz		●			●						
Depression		●	●								
Diabetes					●						
Angina pectoris					●	●	●				
Rheuma/Arthritis				●	●	●	●				
Erhöhung des Blutdrucks					●						●
Koliken					●	●	●				

Statistisch gesicherter Zusammenhang zwischen Wetter und Krankheiten.

(Quelle: Deutscher Wetterdienst)

Kopfschmerzen – das häufigste Symptom

Die meisten Wetterfühligen leiden an Kopfschmerzen. Kaum eine andere Beschwerde wird so oft an den Arzt herangetragen. Schätzungsweise jeder zehnte Erwachsene möchte seine hämmernden, stechenden, dröhnenden, blitzenden und niederschmetternden Attacken gar nicht erst erleben. Er sucht händeringend nach den Ursachen. Die Auslöser sind zahlreich. Ein typischer „Brummschädel" deutet auf den markantesten Übeltäter hin: das Wetter!

Wetterfronten – egal, ob Warm- oder Kaltfront – sind die häufigsten Auslöser für den Wetter-Kopfschmerz.

Daß ein enger Zusammenhang zwischen Kopfschmerzen und Wetterreizen besteht, können viele Betroffene aus eigener Erfahrung bestätigen. Hauptsächlich zwei Wetterlagen führen zu dem Schmerz: warme Tiefdruck-Vorderseiten und kalte Tiefdruck-Rückseiten.

Was ist typisches Kopfschmerzwetter?

Verlagert sich ein kräftiges Hoch ostwärts, folgt ihm die Warmfront eines Tiefs. Der Luftdruck fällt langsam – der Zeiger des Barometers neigt sich in Richtung „Regen". Am Himmel ziehen dünne Wolken auf – Federwolken oder Cirrus. Die kühle Luft in Bodennähe wird durch den „Wetterkampf" zwischen Hoch und Tief vertrieben. Das Tief siegt mit starkem Wind, der plötzlich aus einer ganz anderen Ecke bläst. Noch ist der Himmel blau bis weiß-blau. Das Wetter ist bisher noch nicht umgeschlagen. Dennoch treten die ersten Beschwerden bei Menschen mit einer erhöhten Bereitschaft zu Kopfschmerzen auf. Zusehends verschlechtert sich das Wetter. Dunkle Wolken regnen sich leer, heftiger Wind braust um die Ohren. Immer mehr tobt auch das Wetter im Kopf!

Verschiedene Anwendungen aus der Naturheilkunde können bei Kopfschmerzen helfen. Probieren Sie doch mal einen Gesichtsguß (s. S. 148), ein ansteigendes Armbad (s. S. 144) oder Wassertreten (s. S. 157) aus.

Ist nach einigen Stunden das Schlechtwettergebiet abgezogen, so können die leidigen Kopfschmerzen vorübergehend abklingen. Der Blick zum Himmel verrät besseres Wetter: Schönwetterwolken. Sie wachsen irgendwann allerdings immer höher, und bald ballen sich hohe Wolkentürme bedrohlich zusammen, aus denen in großer Höhe Eiswolken werden. Der Himmel verfinstert sich immer mehr. Ein Gewitter mit stürmischen und böigen Winden ist im Anmarsch: bald prasseln Platzregen, Graupel- und Hagelschauer auf die Erde.

Starke Turbulenzen sind die Ursache für schon wieder vorhandene Kopfschmerzen.

Kältere und wärmere Luftpakete werden umgeschichtet – die Temperaturen verändern sich schlagartig. Der Luftdruck saust hoch und runter. Diese plötzlichen Schwankungen verkraftet das Kreislaufsystem mit seinen sensibel reagierenden Gefäßen nicht. Krämpfe entstehen – das bedeutet: Kopfschmerzen. Steigt nach dem Durchgang des Tiefs der Luftdruck wieder an, beruhigt sich auch die Atmosphäre. Die Beschwerden klingen ab – bis zum nächsten mal.

Als Ursache des Föhns werden u.a. diskutiert:
- Schwankungen des Drucks
- Abnahme der Feuchtigkeit
- Verminderung der Ionenmenge

Auch die von Süden über die Alpen einfallenden Warmluftmassen könnte man als eine Art Wetterfront ansehen. Im Voralpenland ist der Föhn geradezu sprichwörtlich für Kopfschmerzen verantwortlich. „Föhnsensible“ Attacken martern das Hirn. Der trockene warme Wind von gelegentlicher Sturmstärke weht dabei unangenehm über das Land. Das „Bilderbuchwetter“ mit blauem Himmel und extremer Fernsicht macht dennoch krank. Wer föhnsensibel ist, „genießt“ die Wetterpracht unter Qualen. Was das eigentlich Krankmachende am Föhn ist, haben die Wissenschaftler bis heute nicht eindeutig klären können. Es gibt noch viel zu tun, um dem deutschen „Südländer“ zu helfen.

Nebel drückt aufs Gemüt

Der Nebel ist ein anderer Geselle aus der Wetterküche. Er wirkt auf die Psyche, das ist unbestritten. Grauer Himmel allein schlägt schon aufs Gemüt, doch grau in grau um einen herum legt sich bedrückend auf die Seele. In dieser Hinsicht ist der Nebel ein enger Verwandter der Finsternis. Und wie eine endlose Dunkelheit auf den Menschen wirkt, wissen wir aus der Weltliteratur: die jahrelange Kerkerhaft des „Grafen von Monte Christo" führt uns das deutlich vor Augen.

Zu der eingeschränkten Sicht und monotonen Einfarbigkeit kommt eine durchdringende Nässe. Sie wird besonders unangenehm, wenn die „Bodenwolken" sich bewegen und ihre nassen Tropfen im Gesicht ablagern. Mangelnde Orientierung beim Aufenthalt in der „Waschküche" – nicht nur auf der Fahrbahn – macht jeden noch mürrischer. Völlig unbeholfen „tastet" er sich mit seinen übrigen Sinnen durch die Gegend – das macht nervös! Gereiztheit und Aggressionen müssen an den sicherlich auch leidenden Mitmenschen abreagiert werden.

Nebel ist eine besondere Wettererscheinung: kondensierter Wasserdampf. Er entsteht, wenn sich die Luft bis zum sogenannten Taupunkt abkühlt. Die kleinen, in der Luft schwebenden Wassertröpfchen haben einen Durchmesser von etwa 0,02 mm. Die Sichtweite liegt unter einem Kilometer.

Tritt der Nebel kurzfristig auf, dürfte die Wirkung auf die Psyche gering sein. Die durchdringende Sonne hellt Geist und Stimmung schnell wieder auf. Wie groß die seelischen Wirkungen eines über Tage oder Wochen andauernden Nebels sind, wissen Polarforscher und Bewohner von in Wolken verhüllten Berggipfeln zu berichten. Bekannt ist auch, daß Goethe nach seiner Rückkehr aus dem sonnigen Italien unter dem nebelgrauen Wetter Mitteldeutschlands seelisch sehr lange litt.

Die Angst vor dem Gewitter

Es gibt Menschen, die bereits bei einem herannahenden Gewitter ausgesprochene Angstzustände bekommen. Grollen in der Ferne macht bereits besorgt. Der zum Orkan angeschwollene Sommerwind zerrt an Haaren und Kleidung. Gleißende Blitze und heftiger Donner dringen über Augen und Ohren zutiefst ins Gehirn ein und lassen die elektrischen Impulse auf den gereizten Nervenbahnen sausen. Angstgefühle kriechen langsam in einem hoch. Der Verstand hält dagegen: „In meinem Haus kann mir nichts passieren. Die Wahrscheinlichkeit, daß ein Blitz gerade in mein Haus einschlägt oder sogar mich selbst trifft, ist mit 1 zu 14 Millionen äußerst gering." In Deutschland sterben allerdings durchschnittlich 5 Menschen im Jahr an Blitzschlag. Restrisiko!

Verbliebene Instinkte unserer Vorfahren veranlassen uns, bei Gewitter so schnell wie möglich einen Schlupfwinkel aufzusuchen – sie wollten nicht vom Blitz erschlagen werden.

Und dennoch entstehen Schreck und Panik, wenn ein heller Blitz vom schwarzen Himmel zur Erde zuckt. Das Grollen oder plötzliche Krachen eines Donners läßt den Gewitterängstlichen jedesmal zusammenfahren. Bei ihm ist wohl das vegetative Nervensystem besonders dünn besaitet!

Eins ist jedoch gewiß: Eine richtige Gewitterstimmung verursacht neben Angst noch viele andere Störungen der Befindlichkeit – fast alle auf Seite 70 erwähnten. Ein Gewitter mit seinen immer größer werdenden Riesen am Himmel und den daraus dick und prall fallenden Tropfen entwickelt sich zu einem Ungetüm löst – und ein Ungestüm von Beschwerden im Menschen aus.

Das Wetter kann Krankheiten verstärken

Das Wetter führt nicht nur zu Unpäßlichkeiten, nein, es macht auch richtig krank. Leidet ein Mensch mit typischen Zeichen unter dem Wetter und verspürt er Schmerzen, dann gehört er zu den Wetterempfindlichen (s. S. 67). Reaktionen auf das Wetter verbinden sich bei ihnen mit ihren schon bestehenden Krankheiten. Es treten Schmerzen und Beschwerden in intensiverer Form als bei Wetterfühligen auf. Man fühlt sich krank – sogar kränker als zuvor. Es sind meist chronisch kranke Menschen, denen der Wetterstreß zu bestimmten Zeiten noch mehr Sorgen bereitet. Wetterempfindlich kann man durch seine seit langem bestehenden Krankheiten, durch Verletzungen oder auch durch eine stark verminderte Anpassungsfähigkeit des Körpers auf Wetterreize werden. Es gibt wohl kein Organsystem, das nicht durch Wetterreize gestört werden kann. Bei Wetterempfindlichen reagieren das Herz-Kreislauf-System, Gelenke, Bauch- oder Atmungsorgane, Nervensystem oder Psyche oft heftig.

Bei bestimmten Wetterlagen treten vermehrt Asthma, Herzinfarkt, Schlaganfall und Thrombose auf. Auch Infektionskrankheiten, wie etwa die Grippe, sind wetterabhängig.

Wetterschmerz

„Wetterschmerzen“ empfindet der Operierte an seinen Narben oder der „Knochen-Gebrochene“ an seinen verwachsenen Defektstellen. Dort befinden sich die narbigen, schmerzempfindlich gebliebenen Schäden des Gewebes. Sie reagieren besonders stark auf den Wetterreiz. Immerhin erdulden etwa 26 Prozent der Wetterempfindlichen dort Schmerzen. Ihre Fähigkeit, sich den Belastungen anzupassen, hat sich durch krankhafte Ereignisse verringert.

Migräne

Nach der Definition der Internationalen Kopfschmerzgesellschaft unterscheidet man 165 verschiedene Arten von Kopfschmerzen. Migräne und Spannungskopfschmerz sind davon die häufigsten.

Die Migräne kann man als „Hölle im Kopf" bezeichnen. Zu dieser besonderen Art des unerträglichen Kopfschmerzes führen oft ungeahnte Ursachen. Die Migräne geht immer mit einer Störung der Durchblutung des Gehirnes und einer Reizung des vegetativen Nervensystems einher. An diesem typisch einseitigen Kopfschmerz leidet jeder zehnte Bundesbürger. Mehr als zwei Drittel der Migräne-Patienten sind Frauen: Empfindlich macht sie ihr weiblicher Hormonzyklus. Viel weniger Männer – etwa 25 Prozent –, aber immerhin 5 Prozent der Kinder sind unter den Migräne-Geschundenen. Migräne ist demnach die häufigste schwere neurologische Erkrankung.

Berühmte Menschen mit Migräne

- Sigmund Freud, der Vater der Psychoanalyse, versuchte zu seiner Zeit, durch Selbsterfahrung und Auswertung den Ursachen seiner ständig wiederkehrenden, pulsierenden einseitigen Kopfschmerzen auf die Schliche zu kommen.
- Charles Darwin, der Vater der Evolutionslehre, hatte Migräneattacken als ständige Begleiter auf seinen Reisen.
- In der Bibel ist schon nachzulesen: Saulus, der zum Apostel Paulus wurde, nahm auf seinem Weg nach Damaskus eigenartige Lichterscheinungen wahr. Er war drei Tage krank, konnte weder sehen, essen noch trinken. Möglicherweise handelte es sich um eine Migräneattacke.

Rund die Hälfte all dieser Patienten gibt Wettereinflüsse oder klimatische Bedingungen als Auslöser ihrer Schmerzattacken an. Es gibt kein typisches Migränewetter. Vermutlich lösen ganz unterschiedliche Wetterphänomene die Anfälle aus, doch immer wieder werden Wetterwechsel mit Durchgang von Warm- und Kaltfronten, Durchzug eines Tiefdruckgebietes, Föhn, Gewitter und Smog im Zusammenhang mit Migräne genannt. Aber auch Frühjahrs- und Herbstwetter gehören für den Migränepatienten zu den „bösartigen" Erscheinungen. Da diese Wetterlagen in unseren Breiten kaum zu vermeiden sind, sollte der Migräniker auf seine spezielle Behandlung des Anfalles gut vorbereitet sein.

Bis heute haben die Wissenschaftler noch nicht klären können, mit welchem Mechanismus das Wetter auf die Migräne einwirkt. Der Faktor „Wetter" soll jedoch weniger für die Auslösung, sondern eher für die Intensität des Anfalles verantwortlich sein.

Asthma

Asthma bei Gewitter: Die Luft bleibt im Angesicht des Donnerwetters weg! So geht es vielen. Gewitter sind die Ursache für gehäufte Asthmaanfälle: es treten bis zu zehnmal mehr auf. Die rasche Abkühlung beim Herannahen des Gewitters stellt einen starken Reiz für die Atemwege dar. Beim Einatmen kalter Luft verengen sich die Bronchien krampfartig. Geschieht das plötzlich, entsteht ein Anfall. Zusätzliche Auslöser sind Schadstoffe in der Luft. Werden in dieser Situation noch verstärkt Pollen durch den Wind aufgewirbelt, ist eine starke Atemnot vorprogrammiert. Haben sich die Gewitterwolken leergeregnet und die Schadstoffe zu Boden gespült, kann der Asthmatiker wieder aufatmen.

Beim Einatmen kalter Luft kann es bei vorgeschädigten Luftwegen zu einer Verkrampfung der Bronchien kommen. Eine einfache Gegenmaßnahme ist das Atmen durch die Nase statt durch den Mund. Damit wird die Luft erwärmt und angefeuchtet.

Auch beim Durchzug von Kaltfronten zeigt sich bei diesen Patienten eine auffällige Häufung von asthmatischen Beschwerden. Trockene Luft ist dabei der Auslöser. Ein Verlust von Flüssigkeit in den Bronchien wird begünstigt, sie trocknen aus, der schützende Schleim fehlt: blitzartig melden sich Asthmabeschwerden. Im Winter gibt es aus diesem Grund einen typischen Gipfel an Asthmaanfällen, da der geringe Gehalt an Feuchtigkeit in der Luft, insbesondere in geheizten Räumen, die Schleimhäute „entwässert". Die winterliche Wetterlage ist zusätzlich durch die hohe Konzentration von Verunreinigungen charakterisiert. So sind Erkrankungen der Atemwege vorprogrammiert.

Bei Wind kann sich der Asthmatiker durchaus wohl fühlen, denn Schadstoffe werden weggeweht. Er kann aber auch leiden, denn Allergene werden herangetragen. Resümee: Die Konzentration von schädigenden Substanzen der Luft läuft mit der Häufigkeit von Anfällen parallel. Der Asthmatiker muß den Wetterbericht studieren und seine Medikamente optimal einsetzen.

Herzbeschwerden

Bei Schädigungen des Herz-Kreislauf-Systems sind es besonders die klimatischen Umstellungen im Herbst und die winterlichen Bedingungen, die den Kranken übermäßig belasten können. Im Sommer sind die Störungen am seltensten, erst ab Oktober nehmen sie deutlich zu.

Das Herz reagiert besonders empfindlich auf das Wetter. Herzschmerzen werden maßgeblich von Einflüssen des Wetters mitgestaltet. Der Herzpatient fühlt sich bei „häßlichem" Wetter nicht wohl. Gerade der Durchzug einer Wetterfront mit Schwüle, feuchtwarmer Luft und plötzlich ansteigenden Temperaturen löst typische Angina-pectoris-Beschwerden aus. In wissenschaftlichen Untersuchungen konnte man nachweisen, daß beim Durchzug einer Warmfront mehr Menschen am Herzinfarkt versterben. Ursache dafür soll der geringe Sauerstoffgehalt in der Luft sein. Das Herz wird in solchen Situationen weniger mit Sauerstoff versorgt; ein Mangel an lebensnotwendigem Sauerstoff bedeutet für das Herz: schlechte Versorgung des Herzmuskels. Angina-pectoris-Anfälle werden ausgelöst – ein lebensbedrohlicher Infarkt entsteht.

Ein ganz anderer Mechanismus läuft unter dem Einfluß von Wärme ab: Die roten Blutkörperchen werden „klebriger". Sie ballen sich zu einem Blutpfropf zusammen, der in die Herzkranzgefäße gelangt und an einer Engstelle den Blutfluß abriegelt. Damit stirbt das Gewebe dahinter ab – im Herzmuskel entsteht ein Herzinfarkt. Eine Warmfront, die typischerweise an der Vorderseite eines Tiefdruckgebietes entstanden ist, soll ursächlich für einen Infarkt verantwortlich sein. Immerhin ereignen sich 88 Prozent aller Herzinfarkte bei Tiefdruckeinfluß, über zwei Drittel bei Durchzug der Warmfront.

Weitere Risiken für einen Herzinfarkt sind:

- hoher Blutdruck
- Übergewicht
- Blutzuckerkrankheit
- Gicht
- Cholesterinerhöhung
- Bewegungsmangel
- beruflicher Streß
- familiäre Konflikte
- Mobbing u. Burnout-Beschwerden

Auch familiäre Belastung gehört dazu.

Strömt plötzlich Kaltluft ein, steigt auch die Rate an Herzinfarkten. Unter der Kälte steigt der Blutdruck an, was zu einer zusätzlichen Belastung für das Herz wird. Bei solch einer wetterbedingten Erhöhung des Blutdrucks steigt das Risiko für die Entstehung eines Herzinfarktes sogar um das Fünffache.

Andere Risiken für einen Infarkt sind Föhneinbrüche, extreme Kälte, Schneesturm, Nebel, Smog, aufkommender Wetterumschlag, aber auch Inversion und Gewitter. In den Wochen klimatischer Umstellungen von Herbst zu Winter und Frühjahr zu Sommer häufen sich die Infarkte. Im grauen November gibt es einen Höhepunkt; der Sommer „verschont" den Menschen deutlich.

Kreislaufbeschwerden

Bei extremen und abrupten Wetterumschwüngen verspüren Kreislaufpatienten ihre Beschwerden: Schwindel, Leeregefühl im Kopf, Unsicherheit beim Gehen, Antriebsarmut und schnelle Leistungsminderung sind nur einige davon. Solche Mißempfindungen klingen schnell wieder ab, wenn sich das Wetter nach dem Durchzug einer Tieffront oder des ganzen Tiefs wieder beruhigt hat. Am liebsten sehnen die kreislauflabilen Menschen ein stabiles Hoch nach dem „Ärger“ herbei, denn dann geht es ihnen wieder gut.

Aber auch andere Wetterlagen belasten den Kreislauf über das normale Maß hinaus: Schwüle, Wärme, Nebel, Föhn, extreme Hitze, Luftdruckschwankungen, aber auch typisches Frühjahrs- und Herbstwetter.

Niedriger Blutdruck

Menschen mit niedrigem Blutdruck leiden besonders unter ihren Kreislaufbeschwerden. Bei ihnen wirken Warmluftvorstöße und Schwüle sehr intensiv – starker Blutdruckabfall kann sogar zu Ohnmachten führen.

4 bis 5 Millionen Menschen haben einen niedrigen Blutdruck mit Werten unter 110/70 mmHg. Sie klagen sehr häufig über psychische und physische Müdigkeit, Schwindel und Schwarzwerden vor den Augen in stark belastenden Situationen oder bei ungünstigen Wetterlagen.

In der Bundesrepublik gibt es schätzungsweise 4 bis 5 Millionen Menschen mit einem niedrigen Blutdruck. Besonders junge, hochgewachsene Frauen sind am meisten betroffen. Als Anhaltspunkte können folgende Blutdruckwerte gelten: für Männer unter 110/70 mmHg, für Frauen unter 100/70 mmHg. Manche Menschen fühlen sich aber durchaus bei noch niedrigeren Werten wohl und leistungsfähig.

Menschen mit zu niedrigem Blutdruck leiden besonders unter ihren Kreislaufbeschwerden. Sie lösen subjektive Beschwerden wie Schwindel, Schwarzwerden von Augen, Kopfleere, Ohnmachten, Kälteempfinden und Blässe der Haut aus. Diese oft typischen Beschwerden verstärken sich vor allem bei Wetterwechsel. Gerade Warmluftvorstöße und Schwüle wirken sich ungünstig aus.

Der Föhn in Süddeutschland läßt den immer schon gepeinigten „Niederdruckler" besonders leiden. Starker und plötzlicher Blutdruckabfall kann zu unerwarteten Ohnmachten führen. Der Hypotoniker, der auch bei Reisen durch Klimaumstellungen in seinem Befinden gestört ist, muß seinen Kreislauf und niederliegenden Blutdruck stets in Schwung halten – bei fast jedem Wetter, da er sehr wetterfühlig ist. Günstig wirken hier verschiedene Kneipp-Maßnahmen, die Sie ab Seite 142 finden.

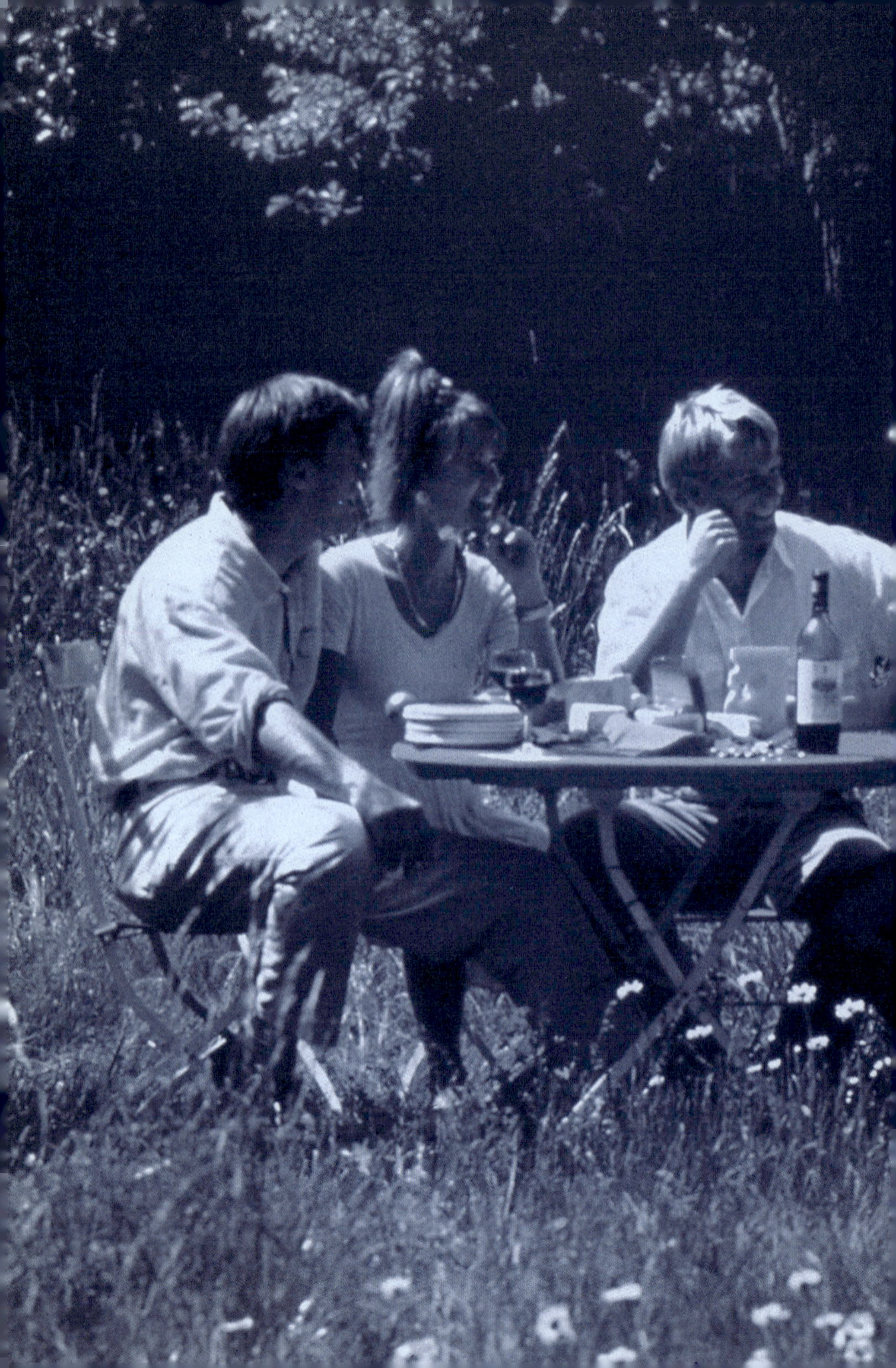

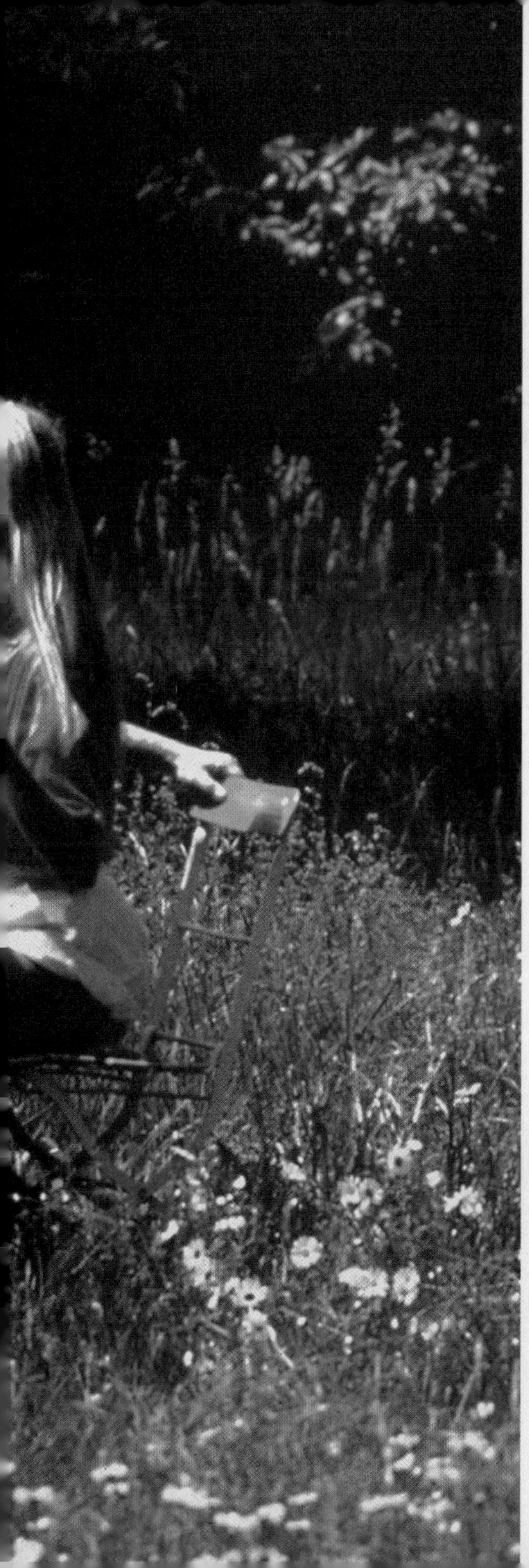

Mit dem Wetter durch das Jahr

Jeder Mond hat seine besonderen Reize, aber auch seine Tücken. Der große Wetterkalender stellt jeden einzelnen vor und zeigt Ihnen, wie Sie mit Wohlbefinden durch die vier Jahreszeiten kommen.

Die biologischen Jahreszeiten

Ja, es gibt auch biologische Jahreszeiten – ebenso wie wir von Kalender-Jahreszeiten sprechen. Unser Organismus folgt dem Lauf des Jahres vom Frühjahr bis zum Winter mit seinen biologischen Reaktionen. Es entsteht für jeden Mensch ein typischer Jahresgang.

Die große Vielfalt der Beschwerden und Erkrankungen verteilt sich nicht gleichmäßig über das Jahr. Es gibt in den einzelnen Jahreszeiten Häufungen von immer wiederkehrenden Auffälligkeiten. Frühling, Sommer, Herbst und Winter haben ihre eigenen Wetterbedingungen, die dem Wetterfühligen und Wetterempfindlichen in jedem Jahr fast zur gleichen Zeit „seine" Beschwerden bescheren.

Der klimatische Jahresablauf spiegelt sich im menschlichen Organismus durch „biologische Jahreszeiten" wider. Im biologischen Frühjahr und Sommer findet vorwiegend eine Aktivierung der Lebensprozesse statt. Im biologischen Herbst und Winter stehen Prozesse der Regenerierung an erster Stelle. Daraus resultiert die Zunahme der körperlichen und Abnahme der geistigen Leistungsfähigkeit im Frühjahr und Sommer.

- **Frühjahr**

Im Frühjahr fehlt vielen der lebensbejahende Schwung. Das Frühlingserwachen in der Natur ruft bei manchen Menschen schlimme Reaktionen hervor: Pollenallergie. Die Umstellung von Winterkälte zur sonnigen Wärme vieler Frühlingstage überfordert manche Reaktionen im Körper – man spricht von Frühjahrsmüdigkeit. Wenn der Wonnemonat Mai die Hormone wieder weckt, dann ist für Verliebte ihr „Liebesmonat" erreicht. Jetzt gehen die Erwachten mit allen guten Hoffnungen in die Sommermonate.

- **Sommer**

Im Sommer locken die warmen Sonnenstrahlen die Hormone aus der Reserve: Tatendrang! Die Lebensgeister geraten in Fahrt, die Stimmung ist so hell wie ein bunter

Sonnentag. Die Welt erscheint schöner denn je. Endlich spürt so manch „Fauler“ seine Lust auf Liebe wieder. Euphorische Glücksgefühle, angenehmes Kribbeln auf der gebräunten Haut, Energie-Power bei körperlichen Aktivitäten und ein besseres Klarkommen mit psychischen Problemen läßt in den Sommermonaten die Lebensqualität emporschnellen. Man ist einfach gesünder!

Wieso macht uns die Sonne so gute Laune?

An diesem Stimmungshoch ist die Zirbeldrüse „schuld“. Sie wird durch die Lichtimpulse, die über die Augen ins Gehirn gelangen, aktiviert. Diese kleine Drüse hat ihren Sitz im Hypothalamus, einem wichtigen Bereich und Regler des Gehirns. Dort werden viele Funktionen gesteuert: Schlaf, Atmung, Wärmehaushalt, Blutdruck, Herzschlag, Hormonproduktion, Sexualität. Unser gesamtes Gefühlsleben wird von dort aus maßgeblich beeinflußt.
Gelangt viel Licht über die Sehnerven an die Schaltstellen, so wird wenig Melatonin, ein Botenstoff für nervliche Vorgänge, produziert. In hohen Dosen bremst und verzögert Melatonin viele Funktionen. Wird es nur in kleinen Mengen gebildet, so wird der Mensch in seinen Empfindungen nicht gebremst. Es tritt sogar das Gegenteil ein: Wohlbefinden, Glücksgefühle, gute Laune und Hochstimmung.

Herbst

Werden die Tage kürzer, kündigt sich der Herbst an. Das typische Herbstwetter wird selbst von lebensbejahenden Menschen mit Sorge erwartet. Allerdings erst, wenn die Tage erheblich kürzer werden, denn in den letzten Monaten konnten sie viel Energie tanken. September und Oktober mit ihrer bunten Laubfärbung heben noch einmal die Stimmung. Ein naßkalter Sturm fegt die bunte Pracht eines Tages von den Bäumen, und dann fängt der traurige

Das Stiefkind des Jahres ist der November: Nebelmonat. In ihm häufen sich asthmatische Anfälle und Herzinfarkte.

Teil des Herbstes an. Seelisch-nervöse Reizzustände, Infekte, Herzbeschwerden, Schlafstörungen, Gelenkschmerzen rufen nicht nur krankhafte Empfindungen hervor, sie drücken auch aufs Gemüt. Die Pessimisten, Melancholiker und Choleriker haben Hochkonjunktur. Sie bevölkern die Wartezimmer ihrer Ärzte.

Die UV-Strahlung im Tiefland ist im Winter überhaupt nicht wirksam. Im Sommer dagegen genügt eine Bestrahlungszeit von 30 Minuten, um eine deutliche Hautrötung hervorzurufen. Wer im Winter gebräunt sein möchte, geht eben ins Solarium.

Wie lange darf ich ins Solarium?

Mit dem Sommer verschwindet auch langsam die so hart erkämpfte und geliebte Bräune der Haut. Schade! Wer sich in seiner sommergebräunten Haut wohl gefühlt hat, möchte sie möglichst lange behalten. Also ab ins Solarium! Und auch wer den ersten Sonnenstrahlen im Jahr keinen Grund für einen Sonnenbrand geben will, kann „vorbräunen". Moderne Geräte filtern die UV-B-Strahlen heraus. Sie würden sonst schnell die Haut verbrennen. Bräunende UV-A-Strahlen werden in höherer Dosis eingesetzt. Es gibt für den Solarium-Fan Richtlinien für die richtige Benutzung zu beachten:

Hauttyp		höchstens
I	hellhäutig, rötliche Haare	5 bis 10 Minuten
II	hellhäutig, blond	10 bis 20 Minuten
III	hellbrauner Teint, dunkelhaarig	20 bis 30 Minuten
IV	brauner Teint, schwarzhaarig	30 bis 40 Minuten

Kinder sollten keine Sonnenbank besuchen. Ihre Haut ist im Aufbau, dünn und empfindlich.

Winter

Ab Dezember erwartet der Mitteleuropäer typisches Winterwetter. Es soll möglichst überall an den Weihnachtstagen herrschen: tiefe Temperaturen, Schnee, vielleicht etwas Sonnenschein an den kürzesten Tagen des Jahres. Doch wie oft gibt es aber „grüne Weihnachten". Das gewünschte Winterwetter stellt sich meist erst Ende Januar oder Anfang Februar ein. Das ist dann die Zeit der Winterurlauber und Skisportler. Im Winter leiden aber wetterabhängige Menschen besonders stark. Viele Krankheiten haben ihre Gipfel. Auch die Sterblichkeit steigt in diesen Monaten an. Doch wenn die Sonne wieder am Himmel hochsteigt, verfliegt bald die verfinsterte Stimmung. Die Menschen erwarten mit Hoffnung auf besseres Befinden den Anfang des Frühlings am 20. März.

Frühjahrsmüdigkeit – so werden Sie wieder munter

Im Gegensatz zu den Pflanzen, die im Frühjahr kraftvoll sprießen und farbenprächtig die Natur beleben, fühlen sich viele Menschen müde und schlapp. Wie jedes Jahr um diese Zeit ergreift Millionen eine bleierne Schwere und lähmende Unlust: die Frühjahrsmüdigkeit! Viele kommen in diesen Wochen, in denen die Sonne endlich höher und höher steigt, schlecht aus ihren Startlöchern. Selbst tagsüber bleibt die Stimmung auf dem Nullpunkt.

Die Naturheilkunde hält eine Reihe von Anwendungen bereit, die natürlich beleben und vitalisierend wirken. Lesen Sie dazu ab Seite 140.

Fachleute haben sogar eine Erklärung für dieses Phänomen: im Vordergrund stehen bioklimatische Einflüsse. Schuld ist die stark zunehmende Einstrahlung der Sonne. Es treten hormonelle Umstellungen im Organismus auf. Der Stoffwechsel muß wieder mehr leisten. Alle Funktionen sollen optimal arbeiten – und schon ist mancher Ablauf überfordert. Die lange Winterruhe hat daran einen großen Anteil. Schwerfällige Frühlingserwacher erhalten die Quittung für ihre „Wintersünden“. In dieser Jahreszeit hatte der Mangel an Licht und Sonne die Produktion von Melatonin begünstigt. Es ist das typische Müdigkeitshormon, das nur im Dunkeln gebildet wird. Auch der Mangel an Vitaminen stört den Stoffwechsel erheblich. Wenig Bewegung und winterlicher Appetit führen zum sprichwörtlichen Winterspeck. Genußmittel werden häufiger konsumiert. Den erholsamen Winterschlaf stört ein nicht zu missendes Fernsehprogramm. Die Folgen sind zwangläufig: bleiernde Müdigkeit, Mangel an Konzentration, Gewichtszunahme, Bewegungsunlust und sogar Beschwerden bei körperlichen Aktivitäten. Zusätzlich belasten Winterkrankheiten wie Husten, Schnupfen, Heiserkeit, Grippe und Erkältungen. Wen wundert es da noch, wenn wir im Frühling ein ausgeprägtes Tief erleben?

Der Körper hat im Winter ganz anders reagiert als im Sommer und seine Reserven aufgebraucht. Nun gilt es, die volle Vitalität wiederzufinden und den ermatteten Menschen in seiner Ganzheit auf Trab zu bringen.

Frühjahrsmüdigkeit ist keine Krankheit. Aufblühende Hormone kämpfen gegen ein noch müdes vegetatives Nervensystem. Dies muß mit aller Kraft zum Sieg geführt werden. Bei Wetterfühligen ist das besonders schwer, weil gerade in dieser Zeit auch ein Umbruch von Wetter und Klima in der freien Natur erfolgt. Diese Wetterkapriolen machen den Frühjahrsmüden noch schläfriger, und seine Befindlichkeit ist in diesen Wochen stark gestört. Er muß wesentlich mehr Kraft und Energie aufwenden, um sich wieder zu beleben und fit zu machen.

Mit 7 Maßnahmen gegen die Frühjahrsmüdigkeit

- Kreislauftraining
- Kneippsche Anwendungen (s. S. 141)
- Übergewicht abbauen
- Vitaminreiche Kost
- Psychische Entspannung
- Ausreichend Schlaf
- Wohldosierte Bewegung

Am besten hilft: Halten Sie sich das ganze Jahr über fit! Dann trifft Sie die Frühjahrsmüdigkeit nicht so stark – oder überhaupt nicht! Doch wie sagte schon Goethe: „Es ist nicht genug zu wollen, man muß auch tun!"

Gibt es „die" Herbstmüdigkeit?

In der Übergangszeit vom Sommer zum Winter werden die Tage schnell kürzer. Die Sonne verabschiedet sich in den Süden. Der Winter klopft bereits an die Tür. Die Bäume bereiten sich auf ihre Ruhe vor, die Blätter fallen zu Boden. Das spiegelt sich auch im Befinden des Menschen wider. Herbstzeit ist meist eine Zeit der Krankheiten, insbesondere der seelischen Erkrankungen. Schwermütiges Wetter und zunehmende Dunkelheit erzeugen fast automatisch auch Schwermut in der Seele. Es stellt sich eine allgemeine Müdigkeit und Unlust ein.

Beobachten Sie doch mal den nächtlichen Sternenhimmel. Der „Himmelsjäger" Orion ist nur im Herbst und im Winter zu sehen. Sie erkennen das Sternbild an seiner Helligkeit im südöstlichen Himmel.

Der Herbst gehört zu den Übergangsjahreszeiten, die erhöhte Anforderungen an den Menschen stellen. Wer im Sommer viel Energie getankt hat und seine geistigen und körperlichen Aktivitäten in den nächsten Monaten fortsetzt, wird seine Herbstmüdigkeit überlisten. Er kann sogar gut gerüstet in die noch dunkleren und trüberen Wintermonate eintauchen.

Der Wetterkalender

Mit Silvesterraketen, Feuerwerk, Böllern und Knallern, aber auch mit dem kristallenen Klang der Sektgläser und allen guten Wünschen wird um Mitternacht zum 1. Januar das neue Jahr begonnen. Man wünscht Gesundheit und Wohlbefinden, Zufriedenheit und Glück für das ganze kommende Jahr. Dazu läuten die Glocken mit ihrem vielversprechenden Bim-Bam.

Der Wetterkalender zeigt uns die Besonderheiten der Natur, oft das Ende eines kalendarischen Monats überschreitend. Jeder Monat hat seine Reize und Nöte, Hochs und Tiefs – ein stets anderes Wetter.

Erst nach einem Jahr wird man genau sagen können, ob die Wünsche tatsächlich in Erfüllung gegangen sind, vor allem diejenigen für die Gesundheit. Es sind immerhin zwölf Monate in den vier Jahreszeiten zu überstehen. Das ist fast wörtlich zu nehmen, denn man muß gegenüber den vielen Einflüssen an den einzelnen Tagen, in Wochen und Monaten standhaft bleiben. Dann wird man auch alle Gefahren und Schönheiten des Wetters mit Wohlempfinden und Gesundheit erleben. Leider trifft das nicht auf alle Menschen zu. Jeder Monat fordert seine Opfer: die Wetterfühligen und Wetterempfindlichen – immerhin 20 Millionen in Deutschland!

Welcher Monat bringt Ihnen die größten Beschwerden? In welcher Jahreszeit wird Ihre Gesundheit am meisten beeinflußt? Gibt es Hochs und Tiefs in Ihrem Befinden im Laufe eines Jahres? Welcher Monat ist aus gesundheitlicher Sicht Ihr „Lieblingsmonat“? Und wann möchten Sie sich am liebsten verkriechen? In welchem Monat würden Sie sofort aus Deutschland fliehen?

Fragen über Fragen. Vielleicht finden Sie im folgenden Wetterkalender eine Antwort!

Januar – endlich ist der Winter da!

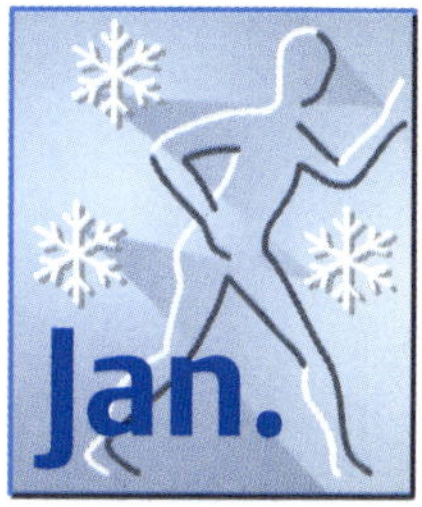

Feb.
März
April
Mai
Juni
Juli
Dez.

Nachdem sich die Sonne vom Wendekreis des Steinbockes in Richtung Norden bewegt, werden im Januar die Tage auf der Nordhalbkugel langsam wieder etwas länger. Der erste Monat im neuen Jahr ist auch der erste „richtige" Wintermonat. „Ski heil" heißt es jetzt vielerorts – nämlich dort, wo Schnee liegt. Das ist allerdings in unseren Breiten nicht überall der Fall.

An den Küsten von Nord- und Ostsee sorgt das warme Meereswasser für milde Lufttemperaturen. Der Seewind trägt viele kleine, fein zerstäubte Wassertröpfchen ans Land. So ist viel Feuchtigkeit in der Luft. Die mittleren Temperaturen liegen über Null Grad. Die Sonne scheint durchschnittlich nur ein bis zwei Stunden. Tage mit Nebel sind häufig; der Nebel verzieht sich schnell. Zwischen Tag und Nacht sind die Temperaturen ausgeglichen.

Urlaub am Meer – jetzt sehr heilsam

Solche Wetterbedingungen sind für Herz-Kreislauf-Kranke besonders gesundheitsfördernd. Wegen der ausgeglichenen und verstärkten Luftfeuchtigkeit werden Erkrankungen der oberen Luftwege günstig beeinflußt. An diesem Klima erfreuen sich Asthmatiker und Bronchitiker. Der Wind vom Meer kühlt und trainiert somit den Wärmehaushalt. Das ist gut für die Abhärtung.

Bei kaltem Seewind „läuft" plötzlich die Nase. Ein längerer Spaziergang in warmer und dem Wetter angepaßter Kleidung am Strand – in unmittelbarer Nähe zum glatten oder tobenden Meer beruhigt die gereizten Nerven und die strapazierte Psyche. Die Weite des Horizontes tut der Seele gut. Ruhe und Besinnlichkeit schaffen außerhalb der Saison einen langanhaltenden Erholungseffekt.

Wassertreten im Meer führt zu warmen Füßen, verbessert die Abwehr – und macht auch Spaß. Zwanzig Schritte reichen aus. Die Haut wird besser durchblutet, die Schleimhäute in Nase, Rachen und Bronchien verbessern ihre Funktionen.

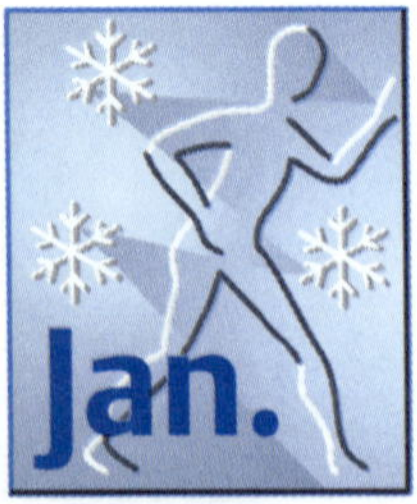

Feb.
März
April
Mai
Juni
Juli
Aug.
Sept.
Okt.
Nov.
Dez.

Und wem es gefällt: Skifahren

In den Mittelgebirgen liegt meist eine geschlossene Schneedecke. Die Temperaturen sind unter Null gefallen und halten sich auch beharrlich im frostigen Bereich. Dabei spielt die Höhenlage eine Rolle. Je höher, desto winterlicher. Kaltluft aus östlichen Richtungen bringt sicheres Skiwetter. Ein osteuropäisches Hoch sorgt für blauen Himmel, weiße Natur und gute Laune. Die Pisten sind belagert, lange Schlangen bilden sich an den Skiliften. Einen eisigen Wind machen sich die Abfahrtsläufer selbst. Das Gesicht ist gerötet – nicht nur von der Sonne –, unterkühlt und trocken. Eine besondere Hautpflege ist angezeigt: viel Creme. Durch die klare Luft und unbarmherzigen Sonnenstrahlen – wenn auch nur für wenige Stunden – kann ein tüchtiger Sonnenbrand im Gesicht entstehen. Also mit Sonnenschutzmitteln vorbeugen (s. S. 110).

Wer im Januar seinen Skiurlaub geplant hat, sollte sich vom „aktiven" Sommer an auf die körperlichen Belastungen vorbereiten. Die Wintererholung bleibt dann unvergessen.

In den Wintersportgebieten fordern flache Übungswiesen jedes Jahr unzählige Opfer: Skiunfälle. Harmlose Stürze führen zu Zerrungen und Verstauchungen. Tonnen von Gips werden in jeder Saison um die gebrochenen Knochen modelliert. Unfälle treten bei solchen Läufern besonders häufig auf, die das ganze Jahr keinerlei Sport getrieben haben. Nun wollen sie – steif und ungelenkig – tolle „Pisten-Hechte" sein. Mit Gipsfuß bleibt dann nur noch ein wehmütiges Après-Ski an der Bar übrig.

Nicht nur auf den Skihängen bereiten zwei Wochen Urlaub im Gebirge Spaß und Erholung. Schneewandern, Schlittenfahrten, Spaziergänge mit Freunden und ausreichender Schlaf schaffen in den ersten Wochen des neuen Jahres reichlich Gesundheit. Dafür muß man aber einiges beachten:

- Passen Sie sich in den ersten Tagen an die reizklimatischen Bedingungen an, beginnen Sie Ihren Urlaub ruhig und gemächlich.
- Vermeiden Sie körperliche Überlastungen – ein „kleiner" Muskelkater darf sein.
- Legen Sie öfter Pausen zum Aufwärmen in geschlossenen Räumen wie Cafés oder Restaurants ein.
- Wählen Sie die richtige Kleidung – „Zwiebel-Look" ist angezeigt.
- Vermeiden Sie kalte Füße; durchnäßte Schuhe führen zu Erkältungen. Nehmen Sie ein warmes Fußbad (s. S. 147).
- Cremen Sie Ihre Haut täglich ein; das Gesicht wird es Ihnen danken. Denken Sie an einen ausreichenden Sonnenschutz.

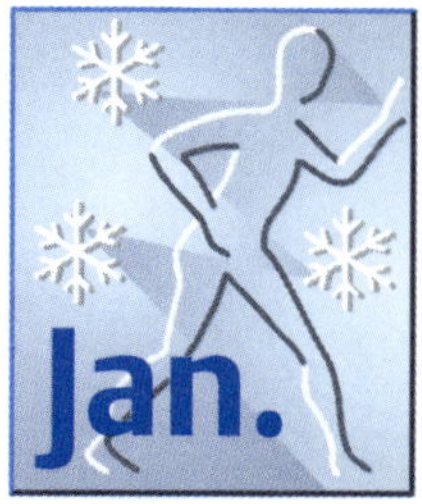

Die Haut ausreichend schützen

In Höhen über 1000 Metern genießen Wintersportler erhabenes Urlaubswetter in den Bergen. Während sich in den Großstädten und Niederungen bei einer Inversions-Wetterlage Schadstoffe und schlechte Luft über längere Zeit halten, läßt es sich dort oben frei atmen. Bei azurblauem Himmel brennt die Sonne gnadenlos herab. Das Weiß des Schnees reflektiert ihre Strahlen wie stechende Nadeln. Es gilt: Den Lichtschutzfaktor doppelt so hoch wählen wie im Sommer. Gegen die Kälte ist ein dicker Fettfilm eine sichere Isolierung. Bei einer Außentemperatur von minus 10 Grad und einer Windgeschwindigkeit von 36 Kilometern pro Stunde können auf dem Gesicht immerhin minus 36 Grad gemessen werden.

Verwenden Sie im winterlichen Hochgebirge tagsüber nicht Ihre übliche Feuchtigkeitscreme. Durch den hohen Wassergehalt kann es zu leichten Erfrierungen auf der Haut kommen.

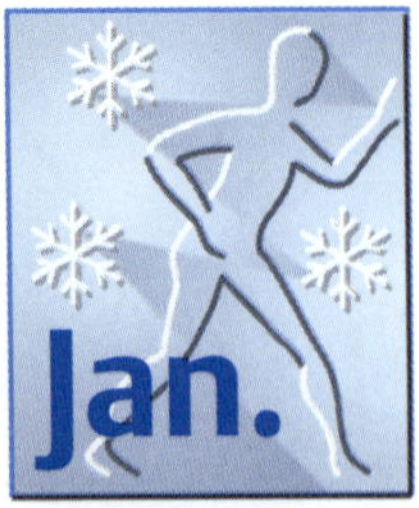

Feb.
März
April
Mai
Juni
Juli
Aug.
Sept.
Okt.
Nov.
Dez.

Auch wenn man sich zum neuen Jahr bereits in den ersten Minuten des Januar beste Gesundheit wünscht, ist für viele Menschen dieser Monat mit Krankheiten und Beschwerden belastet.

Der Januar ist ein Krankheitsmonat

Im Januar beherrschen Nässe und Kälte das Wettergeschehen. Da der Mensch in der lichtarmen Jahreszeit anfälliger für Infektionen ist, erkrankt er öfter. Es fehlt die Sonne, die das Abwehrsystem stimuliert. Die Luft in Räumen ist trocken. Sie greift die Schleimhäute an. Smog in der Außenluft reizt Luftröhre und Bronchien. Winterlicher Bewegungsmangel reduziert die körpereigene Abwehr gegen Bakterien und Viren. Die Dunkelheit macht viele Menschen depressiv. Wer in einer beeinträchtigten seelischen Verfassung ist, fühlt sich schneller krank. Jeder kleine Schnupfen wird als niederdrückend und quälend erlebt.

Bei eisigem Wind, Schnee und Kälte sind fast alle Patienten mit Herzleiden und Erkrankungen der Gefäße gefährdet. Aber auch Regen und ständiger Wechsel von warm und kalt führen zu Beschwerden. Muskelschwäche und Atembeschwerden häufen sich.

Auch der Hautkranke hat im Winter seine Sorgen. Es fehlt ihm das Sonnenlicht. Neurodermitiker quält der Juckreiz gerade im kalten Januar. Die überheizten Wohnräume provozieren die Schweißdrüsen. Nachts kratzt er seine Haut im warmen Bett auf. Dadurch verschlechtert sie sich zusehends. Der Neurodermitiker sehnt sich nach den sonnigen Monaten.

Februar – der Kälteste von allen

Der Februar ist ein „Wonne“-Monat für die Schulkinder: Winterferien. Die freien Wochen nach den Zwischenzensuren sind für die Jugend besonders wichtig. Den ersten Schulstreß löst die winterliche Erholung ab.

Der Februar ist im Jahresdurchschnitt der kälteste Monat, der oft Minusrekorde bei den Temperaturen erreicht. Obwohl im kürzesten Monat oft grimmige Kälte herrscht, bereitet sich die Natur in diesen Wochen schon auf den Frühling vor. Ende Februar können Wetterlagen entstehen, die bereits frühlingshafte Temperaturen am Thermometer anzeigen. Der Wechsel zwischen letztem Schnee und erstem Pollenflug, aber auch zwischen „noch sehr kalt“ und „märzenwarm“ fordert die Gesundheit.

Was das Februarwetter zu bieten hat

Winterliche Kältevorstöße kommen von Ost. Ein russisches Kältehoch mit kontinentaler frostiger Luft weitet sich nach Westen aus. Die Luft ist trocken. Ein eisiger Wind weht unbarmherzig ins Gesicht. Wenn nicht bereits Schnee liegt – neuer kommt nicht hinzu. Diese Wetterlage kann einige Tage bestehen, wobei bei herrlichem Sonnenschein vom blauen Himmel und einer eventuell vorhandenen Schneedecke das Herz der Kinder in allen Regionen vor Winterfreude hüpft.

Oft läßt in der ersten Februarhälfte das Wetter darauf schließen, daß sich der Winter im Rückzug befindet, vor allem im Flachland. Aufkommende Niederschläge zeigen sich dort eher als Regen denn als Schnee. Es ist mild. Doch schon wenige Tage später kann sich von einem Tag auf den anderen die Kälte zurückmelden. Die Niederschläge gehen in Schnee über. Ein kleines, aber hochreichendes

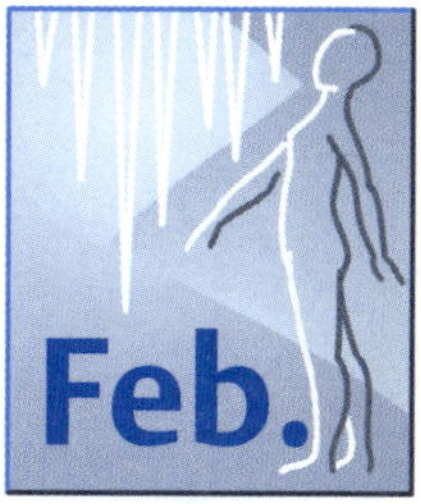

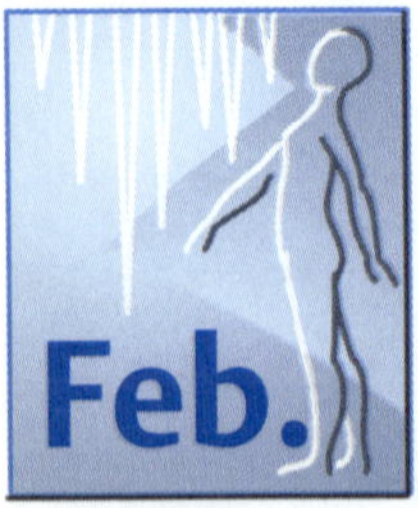

kaltes Tief zieht von Norden nach Süden. Es ist ein sogenannter Kaltlufttropfen. Er ist verbunden mit ausgedehntem, kräftigem Schneefall auf seiner Rückseite. Ist die Schneedecke überall vorhanden, so bildet sich eine stabile winterliche Wetterlage, die sich mit Erfolg gegenüber Vorstößen verhältnismäßig warmer Luft aus dem Westen behaupten kann. Das ist die Zeit, in der die Kinder ihre Winterferien erleben möchten.

Ski und Rodel gut

Viele Wintersportler beladen ihre Autos mit Winter- und Skiutensilien. Ab geht es in die Berge. Ski und Rodel sollen gut werden! Die schneesichersten Orte sind an der Nordwest-, West- oder Südwest-Seite der Gebirge. Dort ist bei Minusgraden und ausreichender Gebirgshöhe auch der meiste Schnee zu erwarten. Je weiter ein Höhenzug von Nord- und Ostsee oder dem Atlantik entfernt ist, desto kontinentaler – also kälter – ist das Klima.

Haben Sie sich unterkühlt, dann helfen ein warmes Vollbad oder ein Fußbad, sich schnell wieder zu erwärmen.

Da im Februar die Tage bereits länger werden und die Sonne die Himmelsleiter heraufsteigt, halten sich die Wintersport-Fans auch länger im Freien auf. Sie müssen noch mehr auf einen ausreichenden Sonnenschutz achten und sich ihren sportlichen Aktivitäten entsprechend kleiden. Sie sollten sich auch öfter umkleiden. Starkes Schwitzen ist zu vermeiden. Auch Frösteln und Frieren dürfen gar nicht erst aufkommen, sonst trüben Erkältungen die wenigen Urlaubstage. Winterurlauber sollten jetzt besonders auf den „Zwiebel-Look" achten. Schnell sind Jacke und Pullover oder wollenes Hemd ausgezogen, wenn man eine Erholungspause im warmen Café oder der urigen Skihütte einlegt.

Achtung Allergiker: Ein Hauch von Frühling

Dieser Monat hat durchaus schon hohe Temperaturen. Das ist dann der Fall, wenn der Wind längere Zeit aus Südwest weht. Er bringt milde Biskayaluft nach Deutschland. Die Temperaturen schnellen auf frühlingshafte, ja frühsommerliche Werte. An diesen Tagen leiden besonders Personen mit Atemwegs- und Herz-Kreislauf-Erkrankungen. Luftdruck, Feuchte, schwankende Temperaturen, Wind, Regen, trübes und matschiges Wetter beeinträchtigen diese Patienten. Sie atmen wieder auf, wenn sich kältere Temperaturen einstellen und sich der Wind gedreht hat.

Pollen aus dem Weg gehen

- Die meisten Pollen fliegen in den frühen Morgenstunden, also zwischen 5 und 6 Uhr. Halten Sie in dieser Zeit die Fenster geschlossen.
- Besonders viele Pollen sind in den ersten 10 bis 15 Minuten nach einem Regenguß in der Luft. Gehen Sie erst nach einer halben Stunde ins Freie.
- Im Auto saugt die Lüftung beim Fahren besonders viele Pollen in den Innenraum. Setzen Sie spezielle Luftfilter ein, oder halten Sie Lüftung und Fenster geschlossen.
- In bestimmten Urlaubsgegenden gibt es weniger Pollen. Planen Sie Ihre Ferien nach den Pollenflugzeiten. Beziehen Sie Reisen in das Ausland mit ein.

Hält die milde Witterung in der zweiten Februarhälfte an, so ist das Wetter veränderlich, feucht, trübe und windig. Jetzt gibt es nur noch selten Nachtfröste: die Natur erwacht. Die ersten Kätzchen des Haselstrauches kündigen sich zaghaft an. Für die Allergiker beginnt die Heuschnupfenzeit. Erlen- und Haselpollen lösen die ersten Allergien

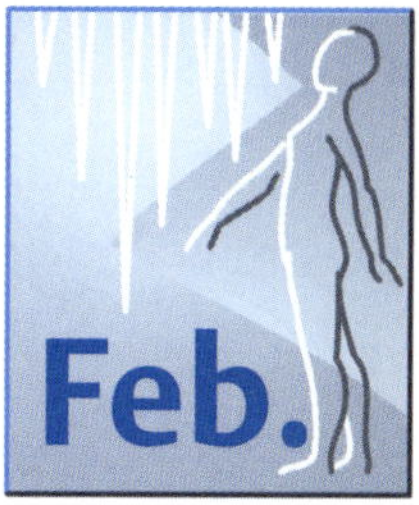

Eine alte Bauernregel besagt: „Alexander (26. Februar) und Leander (27. Februar) riechen Märzluft miteinander.“

Jan.

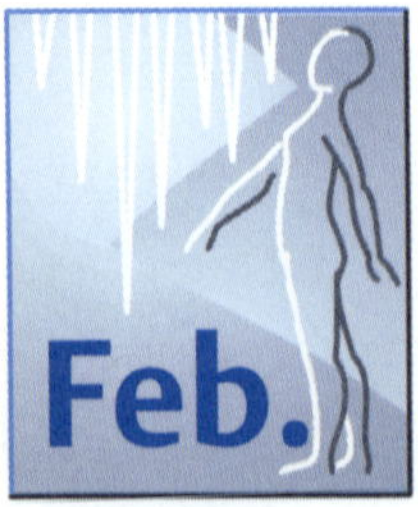

März
April
Mai
Juni
Juli
Aug.
Sept.
Okt.
Nov.
Dez.

aus. Die Betroffenen würden ihnen zu gern entfliehen – das wäre auch das beste! Nur, wohin? Die Küste ist fast frei von Pollen, dort ist im Februar die Luft auch schadstoffarm – Meeresluft. Sie hat für den Allergiker, Heuschnupfen-Patienten und Erkrankten der Atemwege in diesem Monat sogar ihre beste Heilwirkung. Kuren haben für diese Patienten einen langanhaltenden Erfolg. Wer für das Hochgebirge tauglich ist, sollte die Gipfel aufsuchen.

Aus dem „Winterschlaf" erwachen

Viele Menschen, die in ihrem „Winterschlaf" verharrten, wachen nun langsam wieder auf. Den ganzen Winter über fühlten sie sich schlapp und müde, selbst vor dem Fernsehapparat übermannte sie der Schlaf. Jede Arbeit wurde als mühevoll empfunden, und der Wille zu körperlicher Aktivität war erlahmt. Gehören Sie zu ihnen? Dann hat Sie der natürliche Biorhythmus voll in Beschlag genommen. Doch damit ist es jetzt bald vorbei: Nun kommen Sie – wie die Natur – wieder in Schwung. Endlich beginnt die entscheidende Wende im biologischen Jahresrhythmus des Körpers: Das Auf und Ab – der typische Biorhythmus – ist für den Menschen genauso unabänderlich wie Tag und Nacht, wie Ebbe und Flut, wie Neu- und Vollmond. Bis Mitte Februar hat die Fitneßkurve für Herz, Kreislauf und Muskeln ihren absoluten Tiefpunkt. Nun geht es wieder bergauf!

März – die Krokusse sprießen

Jan.
Feb.

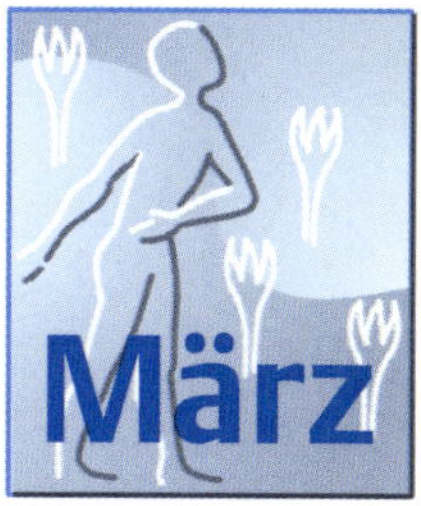

April
Mai
Juni

Endlich ist der Frühlingsmonat da! Die im Winter „eingefrorenen“ Gefühle regen sich wieder. Jung und alt merken: Jetzt ist Frühling, jetzt machen Leben und Liebe wieder mehr Spaß! Die Hormone zeigen Wirkung. Dafür ist das hellere Sonnenlicht mitverantwortlich.

Der Mensch hat das Licht so nötig wie den Sauerstoff. Die Sonnenstrahlen verdrängen das „Stimmungshormon“ Melatonin. Der Geist, die Gefühle und der Körper werden munter. Das geschieht auch in der Natur: Je nach den Einflüssen des Wetters beginnt sie früher oder später zu erblühen, aber immer mit aller Macht. Die Natur läßt sich in ihrem Anlauf zum Leben im Frühlingsmonat März nicht aufhalten. Nur dem Menschen fällt es anfänglich noch schwer: Frühjahrsmüdigkeit!

Der März zeigt häufig krasse Schwankungen der Temperatur: mal ist es viel zu warm – mal zu kalt. Der Verlauf des Februars mit seinen Schwankungen von mild bis bitterkalt, mit Schnee, Regen und Sonnenschein, bestimmt die Wettersituation des nächsten Monats. Die Launen des Februar haben einen längeren Einfluß auf den Frühlingsmonat März. Markante Umschwünge der Witterung mit Abstürzen der Temperaturen oder schnellen Anstiegen kommen in kurzer Zeit häufig vor. So findet man in den ersten Tagen feuchtmildes „Schmuddel-Wetter“, das für die vielen Grippekranken verantwortlich ist. Zu schnell hat man vergessen, sich den wechselnden Bedingungen des Wetters entsprechend anzupassen.

Eine gute Vorbeugung ist die frühzeitige Grippeschutzimpfung. Sie schützt aber nur vor der epidemisch auftretenden Grippewelle, die in charakteristischer Weise um den Erdball wandert.

Nov.
Dez.

Der Körper muß sich umstellen

Grippale Infekte durch „hauseigene“ Krankheitserreger haben im März Hochkonjunktur. Der Krankenstand schnellt

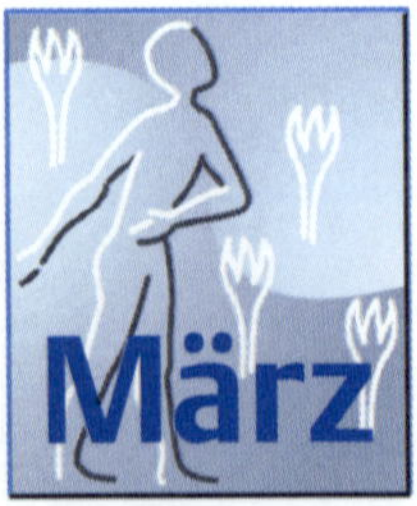

in jedem Jahr in die Höhe. Diese Häufung kommt dadurch zustande, daß der Körper noch auf Winter eingestellt ist. Der Organismus muß sich erst an die neuen Bedingungen anpassen. Dafür sind Mechanismen verantwortlich, die noch nicht optimal funktionieren. Dabei spielt das vegetative Nervensystem (s. S. 67) eine wesentliche Rolle: Der Sympathikus bläst zum Sturm – der Körper bremst mit seiner Winterträgheit. Der Biorhythmus will erst einmal geordnet sein. Der menschliche Organismus paßt sich den Bedingungen seiner Umgebung nur langsam an. Das Wetter ändert sich jedoch rasch und mit starken Intensitäten. Das bedeutet eine erhebliche Belastung – das Abwehrsystem ist noch geschwächt. Es drohen Infekte.

So schützen Sie sich vor grippalen Infekten

- Wer sich bereits im Winter abhärtet, wird im Frühjahr weniger krank. Erhöhen Sie immer wieder Ihre Widerstandsfähigkeit.
- Sport, Gymnastik, Schwimmen, Radfahren, Wandern – auch die nun notwendige Gartenarbeit – dienen bis ins hohe Alter zur Abhärtung. Verschlafen Sie diese körperlichen Aktivitäten nicht!
- Eine „Wunder-Medizin“ ist nach wie vor die Kneipp-Therapie. Nutzen Sie die Reize von warmem und kaltem Wasser. Viele Maßnahmen finden Sie ab Seite 140.
- Frische Luft vertreibt Müdigkeit, erfrischt Geist und Körper. Halten Sie sich regelmäßig in „Mutter Natur“ auf.
- Viren und Bakterien werden von Mensch zu Mensch weitergereicht. Lassen Sie sich nicht anniesen oder gar anhusten und schütteln Sie nicht jede Hand.
- Gesunde Kost verschafft Gesundheit. Ernähren Sie sich vitamin-, mineralstoff- und ballaststoffreich.

Die sich schnell ändernden Wetterlagen ärgern auch gesunde Menschen: Kopfschmerzen, Müdigkeit, Antriebsarmut, Leistungsdefizit und ein allgemeines Krankheitsgefühl machen sich breit. Um so mehr sind Wetterfühlige und Kranke in dieser Jahreszeit vom Wetterumschwung betroffen, trotz des ersehnten Frühlings-Monates!

Jetzt gilt es, den Winter zu vergessen und sich auf die wärmere Jahreszeit vorzubereiten. Dazu muß man gesund bleiben. Ein grippaler Infekt würde einen daran hindern. Wie vermeidet man ihn in diesem Monat (s. S. 100)?

Der eigentliche Frühlingsanfang am 21. März ist in Deutschland vom Süden zum Norden zeitlich unterschiedlich. Die Sonne wird nur langsam wärmer – sie steigt jedoch merklich höher. Der Mensch stellt die Uhren um eine Stunde zurück. Davon läßt sich die Natur jedoch nicht irritieren. Der Frühling kommt mit aller Macht!

Man teilt ihn in drei Abschnitte ein: Vorfrühling, Erstfrühling, Vollfrühling.

- Vorfrühling = Blütebeginn von Hasel und Schneeglöckchen
- Erstfrühling = Beginn der Aussaat von Sommergetreide, Beginn der Blüte von Forsythien
- Vollfrühling = Blütebeginn von Apfel und Flieder

Der Vollfrühling beginnt im Oberrheingraben immerhin drei bis vier Wochen früher als an der Ostseeküste. Dort steht die Natur in voller Blüte – an der Küste sieht man noch nicht einmal die Knospen. Immerhin mit 35 Kilometern pro Tag breitet sich der Frühling von Südwesten nach Nordosten aus. In Höhenlagen verzögert er sich etwas: und zwar um etwa drei bis vier Tage pro 100 Meter Höhenunterschied.

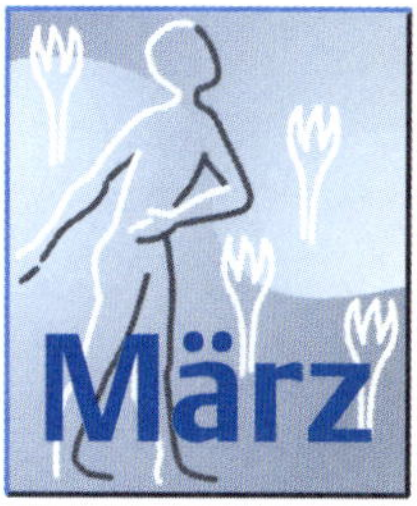

Auch die typischen Frühjahrskrankheiten treten zeitversetzt auf:
Die Ärzte im Süden müssen mit der Infekt-Welle eher rechnen.

Jan.
Feb.
März

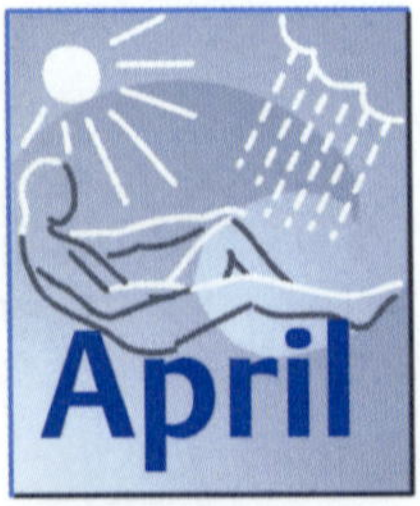

Mai
Juni
Juli
Aug.
Sept.
Okt.
Nov.
Dez.

April – der Wechselhafte

„April, April, der macht, was er will!“ Was ist das für ein unsteter Monat? Sein schlechter Ruf steht dem des Novembers in nichts nach.

Der „Eulenspiegel-Monat“ zeigt sich in all seiner Launenhaftigkeit. Den Schönwetterlagen kann über Nacht ein Kälteeinbruch folgen. An einigen Tagen ist bereits morgens der Himmel tiefblau. Ein paar kleine weiße Watteballchen ziehen langsam vorüber. Die Sonne sendet ihre wärmenden Strahlen zur Erde – eine Stimmung mit frühsommerlichem Charakter. Sonnenhungrige werden in die Straßen-Cafés gelockt oder suchen ein Plätzchen in der freien Natur, um den Frühling zu genießen.

„Bald trüb und rauh, bald licht und mild, ist der April des Menschen Ebenbild“. Wie wahr! Dieses Sprichwort ist eine echte Volksweisheit. April bedeutet eben Unbeständigkeit.

Aprilwetter – Launen der Natur

Doch Vorsicht! Ein paar Stunden später sind mächtige Türme von drohenden Wolken am Himmel aufgezogen. Nur noch wenig Himmelsblau lugt zwischen ihnen hindurch. Wenn der Wind auffrischt, heftige Böen vorbeipfeifen, dann fallen auch schon die ersten großen Tropfen. Rasch verstärkt sich der Regen, er peitscht auf das Pflaster, Menschen eilen zu einem trockenen Unterschlupf. Wehe, wenn die Kleidung diesem eigentlich nicht überraschenden Wetterwechsel nicht angepaßt ist: Schnell ist sie durchgeweicht, und der überfallene Mensch ist naß bis auf die Haut. Häufig zucken noch Blitze am Himmel, Graupelkörner springen auf den Steinen. Plötzlich ist der Spuk vorbei – der Aprilschauer ist vorüber. Wolkenfetzen jagen davon. Die Sonne läßt sich wieder sehen. Manchmal bleibt etwas Graupel und Schnee auf dem noch kalten Boden liegen. Die Lufttemperatur ist in wenigen Minuten um einige Grad gesunken, aber die Sonne wärmt sie schnell wieder auf.

„April, April ...“ – die lustige Seite

Der erste Tag im April ist seit Jahrhunderten der Tag der kleinen Scherze, gutgemeint, aber auf Kosten anderer. Vor allem die Kinder lieben es, die Erwachsenen necken zu können – am 1. April ungestraft!
Es ist ein recht alter Brauch. Vor vielen hundert Jahren galt dieser Tag in manchem Land als Narrentag. Im Aberglauben war er eigentlich ein Unglückstag. Aber ein Narr kann mit seinen Scherzen Unheil verscheuchen. Beliebt wurde der Aprilscherz in Deutschland im 17. Jahrhundert.

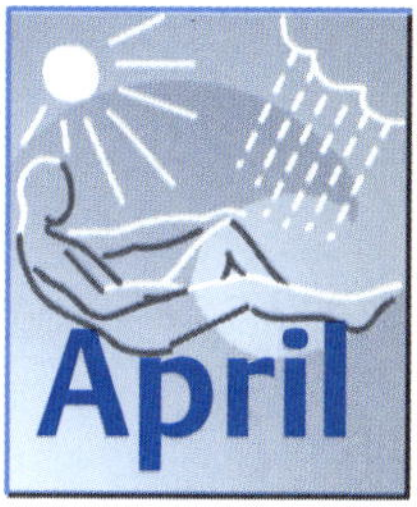

Das Hin und Her, das sich an einem Tag mehrmals wiederholen kann, entsteht durch zwei Großwetterlagen:

- Ein Tief befindet sich über dem östlichen Mitteleuropa. Feuchte und locker geschichtete Polarluft dringt von Norden bis weit in den Süden vor, oft bis ins Mittelmeer.
- Ein Hoch liegt über den Britischen Inseln und dem Ostatlantik. Auf seiner Ostseite gelangt arktische Kaltluft nach Deutschland. Die Luft strömt über das kalte Wasser von Nord- und Ostsee mit einer Temperatur von fünf bis sechs Grad auf das Festland. Dort hat die Sonne am Tag die Temperaturen in den unteren Luftschichten bereits rasch erwärmt. Die feuchten Massen steigen erwärmt in die Höhe, kondensieren zu aufragenden Wolken: Zuerst am Vormittag weiße Cumuli – am Nachmittag schwarze Gewitterwolken; und schon ist das typische Aprilwetter fertig.

Im April häufen sich die Beschwerden

Der April ist die eindeutige Übergangszeit zwischen Winter und Sommer. In dieser Zeit ist der Organismus durch Vorgänge der Anpassung an neue Gegebenheiten stark ge-

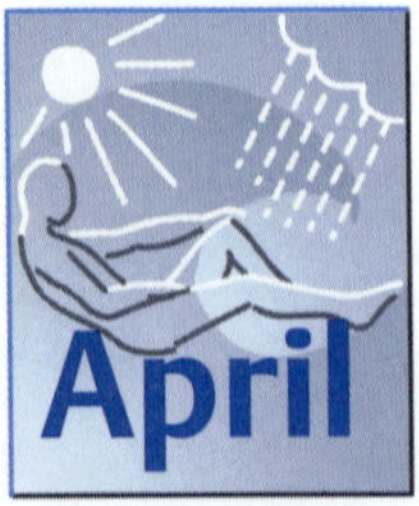

fordert (s. S. 84). Die Schwankungen des Wetters fordern zusätzlich Energie und Willenskraft. Jetzt gilt es, von relativer Winterruhe auf gesteigerte Aktivität umzuschalten. Die letzten Wehen der Frühjahrsmüdigkeit (s. S. 87) bäumen sich auf.

So merkt manch ein Betroffener vermehrte Abgespanntheit, Müdigkeit, depressive Reaktionen und Leistungstiefs. Der für Wetterfühligkeit empfängliche Personenkreis ist in seinem Wohlbefinden gestört: viele leiden unter Magenbeschwerden, Koliken oder Krämpfen. Der Blutdruck macht plötzlich Beschwerden, der Kreislauf ist durcheinander. Patienten mit Herzinfarkten und Schlaganfällen sind besonders gefährdet. Sie sollten körperliche Belastungen langsamer angehen. Asthmaanfälle, Angina pectoris-Schmerzen, epileptische Reaktionen oder Phantomschmerzen stellen sich wieder bevorzugt ein. Nun muß man mehr auf seine Gesundheit achten:

Mit diesen Maßnahmen kann man dem Aprilwetter etwas entgegentreten, ganz wird man ihm jedoch nicht entweichen können.

- Vermeiden Sie ungewohnte Belastungen und Streß.
- Achten Sie auf eine besonders gesunde Lebensweise.
- Bewegen Sie sich täglich im Freien, und trotzen Sie den Wetterunbilden.
- Schlafen Sie ausreichend.
- Vermeiden Sie oder schränken Sie die Genußgifte Alkohol und Nikotin ein.
- Suchen Sie Ihren Arzt beim Auftreten von unbekannten, vielleicht wetterbedingten Beschwerden auf.

Ist ein plötzlicher und schneller Wetterwechsel vorüber, so kann in den nächsten Tagen immer wieder eine neue April-Situation eintreten. Hat sich feuchte Warmluft überall durchgesetzt, klingen die Beschwerden zunächst ab. Doch am nächsten Tag hat sich die Lage erneut geändert: Polarluft ist eingeströmt. Die Sonne scheint. Schnell ist das nasse Wetter von gestern vergessen! Doch der nächste Schauer folgt auf dem Fuße. Und schon sind die Beschwerden wieder da.

Doch der April hat auch sehr schöne Seiten: In der Natur entwickelt sich in wenigen Tagen eine herrliche Blütenpracht. Der „Knospen- und Blütenmonat“ April zeigt die Entwicklung der Pflanzen in rasantem Tempo an. Zur Monatsmitte stehen Obstbäume und -sträucher in ihrem herrlichen Weiß und Rosa. Daran erfreuen sich nicht nur die Insekten – auch die Menschen. Nur Heuschnupfen-Patienten nicht!

Jan.
Feb.
März
April

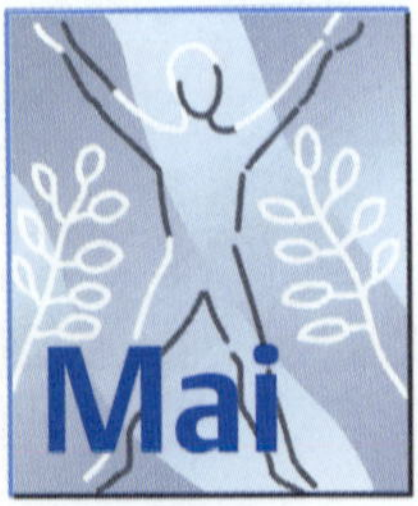

Juni
Juli
Aug.
Sept.
Okt.
Nov.
Dez.

Mai – der Wonnemonat mit Abgründen

Wonnemonat Mai – Monat der Verliebten! Doch wie sagt der Volksmund: „Der Mai zum Wonnemonat erkoren, hat den Reif noch hinter den Ohren“. Wie wahr – diese Warnung!

In der ersten Monatshälfte kann es durchaus zu empfindlichen Kälterückfällen kommen. Plötzlich wird es kalt, obwohl man mit Riesenschritten auf die wärmere Jahreszeit zugeht. Das Wetter ist meist sehr schön. Blauer Himmel und warmer Sonnenschein sind Folgen von Hochdruck. Die Luft hat sich aber noch nicht ausreichend erwärmt. Kleingärtner und Blumenliebhaber schauen mit Sorgen zum Himmel und auf das Thermometer. Nachtfrost droht: der morgendliche Tau ist zu Rauhreif erstarrt. In Höhenlagen sind sogar Schneefälle möglich. Die Bauern- und Wetterregel „Die erste Liebe und der Mai geh'n selten ohne Frost vorbei“ trifft – zumindest vom meteorologischen Standpunkt – zu.

Die Eisheiligen

Die vier kalten Gesellen und ihre Schwester kommen nicht mehr auf den Tag genau. Sie überraschen uns durchaus früher oder später. Die warmen Wintersachen sollte man nicht so schnell weghängen, auch wenn es im Mai schon wunderbar warm ist.

Diese Kälterückfälle sind volkstümlich als die „Eisheiligen“ bekannt. Vier grimmige Brüder und ihre kalte Schwester sind im Kalender für den 11. bis 15. Mai angekündigt: Mamertus – 11. Mai, Pankratius – 12. Mai, Servatius – 13. Mai und Bonifatius – 14. Mai. Die Bauernregel sagt dazu: „Pankrazi, Servazi, Bonifazi sind drei frostige Stazi, und zum Schluß fehlt nie: die kalte Sophie“. Sie folgt regeltreu am 15. Mai.

Diese Festlegung, genau auf den Tag, stimmte Jahrhunderte lang. In den letzten Jahrzehnten dagegen geben sie sich recht launisch – gesetzeswidrig! Mal kommen sie zu früh:

um den 8./9. Mai ist es bereits bitterkalt. Mal erscheinen sie zu spät: erst um den 17. Mai lassen sie die Blütenpracht erfrieren. Manchmal fehlen sie auch ganz: Obstbäume danken es ihnen mit ihrem erhaltenen Weiß und Rosa.

„Der Mai ist gekommen – die Bäume schlagen aus“

Nach den Eisheiligen setzen Kastanien ihre Blütenkerzen auf. Der Duft des blühenden Flieders erfüllt plötzlich die Gärten. Die Nadelhölzer zeigen ihren Maitrieb. Auf den Wiesen stehen viele Blumen in voller Blüte. Alle Welt freut sich an ihren Farben und über die Schönheit der Natur. Nur nicht die Heuschnupfen-Geplagten: für sie ist wieder Leidenszeit. Fällt Regen, atmen sie auf; die Pollen verschwinden für eine kurze Zeit. Auch die Landwirte freuen sich über das Naß von oben. „Gewitter und Regen im Mai – singt der Bauer Juchhei“ und „Mairegen bringt Segen“ bedeutet, das Wintergetreide hat jetzt viel Durst.

Ob es uns gefällt oder nicht: Trotz seiner fast sündhaften Bezeichnung als „Wonnemonat“ ist der Mai, zumindest in der ersten Hälfte, launisch. Diese Mißstimmung des Wetters verschafft nun wieder keine gute Laune bei den Menschen. Plötzlich einfallende Kaltluft führt zu Verkrampfungen. Die glatte Muskulatur rächt sich mit Koliken: Gallenblase, Nieren und Darm machen sich mit Schmerzen bemerkbar. Rheumatiker fühlen plötzlich ihre Gelenke schmerzen. Das wetterfühlige Knie erschwert einen Spaziergang im Frühling.

In der zweiten Monatshälfte ist die Launenhaftigkeit normalerweise verpufft. Hochdruckwetter bietet jede Menge Sonnenschein. Endlich! Regelmäßig stellt sich eine stabile Großwetterlage ein, die „Sonne pur“ garantiert. Mit durchschnittlich 7 Stunden Sonnenschein pro Tag gehört

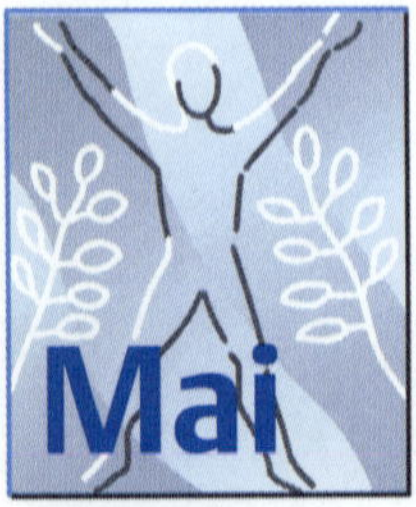

der Mai zu den sonnigsten Monaten des Jahres. Mehr als 200 Sonnenstunden werden an Nord- und Ostsee registriert. Das läd bereits zum Baden ein – jedoch bei noch recht kalten Wassertemperaturen.

Sonnenwetter im Mai ist wohltuend

Bei sonnigem Wetter explodiert die Natur: alles steht in voller Blüte. Winde aus südlicher Richtung lassen die Temperaturen auf 25 bis 30 Grad hochschnellen. Laue Maiabende verführen zu beschaulichem Verweilen auf Balkon, Terrasse oder im Garten. Kühle Nächte sorgen für einen ruhigen Schlaf. Gut erholt und ausgeruht beginnt man den neuen Tag. Da die Temperatur im Laufe des Vormittags ansteigt, stellt die erste Hitzewelle im Jahr den Organismus auf die Probe. Wie gut ist er auf wechselnde Temperaturen eingestellt? Herz- und Kreislaufpatienten klagen übermäßig. Steigt die Luftfeuchte stark an, so sollten gefährdete Patienten bei schwülem Wetter anstrengende Tätigkeiten und körperliche Belastungen meiden – oder diese in die Abendstunden verlegen. Der Aufenthalt im Freien wird besser auf den frühen Vormittag verlegt.

Steht das wetterbestimmende Hoch über Südskandinavien, ist Sonnenwetter garantiert. Die Temperaturen liegen etwas über 20 Grad am Mittag – angenehm. Die Kühle der Nacht entspannt; der Schlaf ist erholsam. Wohltuend wird ein östlicher Wind empfunden. Die Stimmung verbessert sich von Tag zu Tag – Konzentration und Leistung führen zu gutem Befinden. Mit Freuden erwarten wir ihn – den Sommer. Er steht bereits vor unserer Tür.

Der Mai soll an den Küsten von Nord- und Ostsee der sonnigste Monat des Jahres sein. Immerhin scheint die Sonne im Durchschnitt mehr als 200 Stunden – also immerhin etwa 7 Stunden am Tag. Es ist eben ein Wonnemonat!

Juni – der hellste Monat des Jahres

Am 21. Juni erreicht die Sonne bei uns ihren höchsten Stand. Am Wendekreis des Krebses steht sie nur für Momente genau senkrecht über der Erde und wandert sofort wieder nach Süden. Für Sekunden kann man auf dem Boden eines Brunnens in der afrikanischen Wüste, der genau auf dem nördlichen Wendekreis steht, die Sonnenstrahlen sehen.

Der hellste Monat des Jahres ist nicht der wärmste auf unserem Kontinent. Die höchsten Temperaturen stellen sich mit einer etwa 14tägigen Verzögerung in den ersten 10 Tagen des Juli ein. Dann sind Land und Meer erst so richtig durch die Sonne erwärmt.

Der Juni wird schon als Sommermonat betrachtet, obgleich der Sommer erst in der dritten Woche beginnt. Er ist auch ein Urlaubsmonat, in dem man in heimischen Landen auf stabiles Wetter setzt. Ob faulenzen am weißen Strand, wandern durch grüne Wiesen und Wälder, krakseln auf steinigen Pfaden in den Alpen – der Erholungshungrige sucht sich sein Reiseziel je nach Wunsch aus.

Achtung: erste Sonnenbrandgefahr

Da die Sonne zu dieser Zeit am höchsten steht, strahlt sie auch mit geballtem UV-Licht auf uns nieder. Da gilt es, besonderen Wert auf Sonnenschutz zu legen – egal wo man seine Ferien verlebt. Wenn man seine weiße Haut zum ersten Mal der Sonne zeigt – vielleicht sogar am völlig entblößten Körper – so wehrt sich jeder Quadratzentimeter vehement mit heftigen Reaktionen gegen die schädigenden Strahlen: Sonnenbrand! Was für viele Menschen leider noch immer als notwendige Voraussetzung zum Braunwerden angesehen wird, ist für den Hautarzt be-

Jan.
Feb.
März
April
Mai

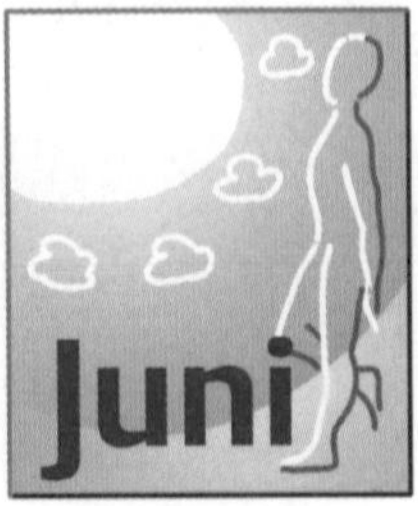

Juli
Aug.
Sept.
Okt.
Nov.
Dez.

Wie hoch ist die Eigenschutzzeit Ihrer Haut?

Die Eigenschutzzeit ist die Zeitspanne, in der die Haut bei Sonneneinwirkung ohne Sonnenschutz noch nicht verbrennt.

Typ 1: sehr helle Haut, meist mit Sommersprossen, Haare rötlich, Augen blau.
Dieser keltische Typ verbrennt seine Haut besonders schnell. Sein Sonnenschutzfaktor sollte besonders hoch sein – die Eigenschutzzeit ist mit 5 bis 10 Minuten sehr gering.

Typ 2: helle Haut, Haare rötlich bis blond, grüne, blaue oder hellbraune Augen.
Dieser Typ ist bei Sonneneinwirkung ebenfalls noch stark gefährdet. Der Lichtschutzfaktor sollte noch sehr hoch sein – die Eigenschutzzeit beträgt etwa 10 bis 20 Minuten.

Typ 3: helle bis hellbraune Haut, Haare dunkelblond, graue oder braune Augen.
Dieser Typ bekommt eine leichte Hautrötung, bevor er gut bräunt. Der Lichtschutzfaktor braucht nicht mehr so hoch zu sein – seine Eigenschutzzeit beträgt 20 bis 30 Minuten.

Typ 4: hellbraune bis dunkelbraune Haut, die durch Sonneneinwirkung „knusperbraun" wird.
Dieser Hauttyp ist von allein schon geschützt, er bekommt kaum einen Sonnenbrand. Diese Menschen wenden bei kürzeren Aufenthalten in der Sonne kaum ein Sonnenschutzmittel an – ihre Eigenschutzzeit beträgt immerhin 40–50 Min.

Wie lange darf das erste Sonnenbad dauern?
Eigenschutzzeit des Hauttyps x Lichtschutzfaktor des verwendeten Sonnenschutzmittels = Besonnungszeit

Beispiele:

Hauttyp 1 mit Lichtschutzfaktor 12:
10 Minuten x 12 = 120 Minuten

Hauttyp 3 mit Lichtschutzfaktor 8:
30 Minuten x 8 = 240 Minuten

Hauttyp 4 mit Lichtschutzfaktor 6:
40 Minuten x 6 = 240 Minuten

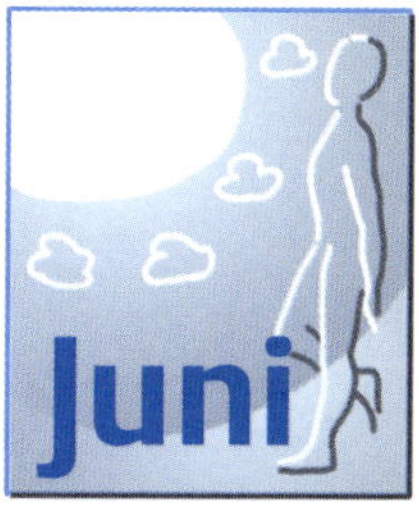

reits ein Erythem, eine Verbrennung 1. Grades. Meidet die „Rothaut“ am nächsten Tag die Strahlen, erholt sich die Haut von alleine, die Rötung verschwindet und die erste Bräune entsteht – eine Abwehrreaktion gegen UV-Strahlen. Das ist das Ziel der Sonnenanbeter, denn gebräunte Haut gilt als Schönheitsideal und Ausdruck von Gesundheit.

Ein Zuviel an Sonne führt zu Schäden, die jedoch nicht sofort sicht- und fühlbar sind. Erst Stunden nach der Bestrahlung bilden sich wassergefüllte Blasen, später hebt sich die Haut ab. Die Nächte werden zur Qual. Fieber und Erbrechen beeinträchtigt das „Strahlen-Opfer“: man hat einen Sonnenstich (s. S. 191).

Hält sich der Aufenthalt in der Sonne in Grenzen – nämlich maßvoll genossen und ohne schädigende Folgen –, dann entfalten Sonnenstrahlen eine außerordentliche Heilkraft. Ein wohldosiertes Sonnenbad durchblutet die Haut und das darunterliegende Gewebe intensiver, fördert die Vitamin D-Bildung, verbessert die Funktion von Hormondrüsen, regt Herz und Kreislauf an und erleichtert die Atmung. Krankheitserreger werden vernichtet, strapazierte Nerven regenerieren sich – und stimmen fröhlich und zufrieden. Auch das Liebesleben wacht wieder auf.

Ein Zuviel an Sonne rächt sich langfristig

Aber wehe, wenn sich die Haut ständig wehren muß! Maßlose Sonnenstrahlen lassen die Falten sprießen und damit die Haut altern, führen zu einer gefürchteten Sonnenallergie und trocknen die Haut aus. Umfangreiche Pflege mit Cremes ist nötig. Doch besser wäre: sich gar nicht erst zuviel der Sonne aussetzen, gerade im Monat des höchsten Sonnenstandes.

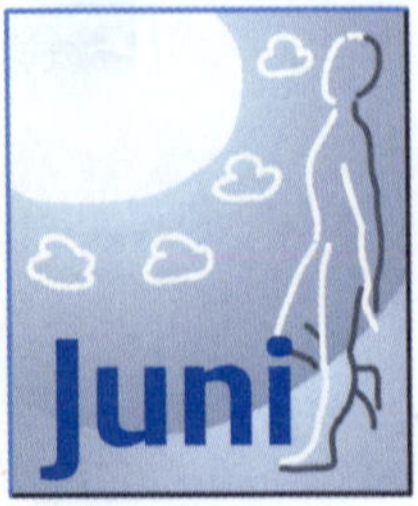

So verhindern Sie einen Sonnenbrand

- Verzichten Sie auf stundenlanges Braten in der Sonne, auch im Schatten wird man braun.
- Benutzen Sie Sonnenschutzmittel, den Lichtschutzfaktor wählen Sie nach Ihrem Hauttyp aus (s. S. 110).
- Bei Neigung zu fetter Haut ist ein Sonnengel günstig, es fettet nicht und zieht schnell ein.
- Kinder sollten eine leichte Bekleidung tragen, ein Mützchen oder Hütchen schützt den Kopf.
- Haben Sie sich dennoch einen Sonnenbrand geholt, kühlen Sie mit feuchten Auflagen. Tragen Sie entzündungshemmende, desinfizierende und die Haut beruhigende Präparate auf (z. B. Buttermilchkompressen, Panthenolspray, Stutenmilchlotionen).
- Meiden Sie anschließend die Sonne, Ihre Haut braucht Ruhe. Sonst rächt sie sich mit schlimmeren Folgen.
- Leiden Sie an einer Sonnenallergie, beugen Sie mit innerlich wirkenden Medikamenten, wie Kalzium- oder Beta-Carotin-Tabletten, vor. Fragen Sie dazu Ihren Arzt.

Und wie geht's den Wetterfühligen im Juni?

Im Juni ist in Mitteleuropa oft schönes Wetter. Ein stabiles Hoch sorgt für Sonnenschein, Wärme, blauen Himmel mit wenigen Wolken und vielen trockenen Tagen. Die psychische Stimmung verbessert sich.

Bei all diesen Störungen können verschiedene Wickel, Bäder und Waschungen helfen. Ab S. 142 lesen Sie, welche Anwendungen wofür in Frage kommen.

Für viele Menschen ist eine länger anhaltende Hochdrucksituation aber durchaus belastend. Sie vertragen die Hitze nicht, und Kopfschmerzen, Schweißausbrüche, Schlafstörungen, Gereiztheit, Angstzustände oder Herzklopfen machen ihnen zu schaffen. Für sie wäre „schönes Wetter" vielleicht ein bewölkter Himmel, eine leichte Brise und auch einige Regenschauer. Das ist für sie ihr „Wohlfühl-Wetter". Da im Juni die Nächte noch relativ kühl sind, erwartet so manch Hitzegeplagter die Abendstunden mit Freuden. Erlösend ist ein schnell durchziehendes Tiefdruckgebiet. Gern nimmt man die kleinen „Wehwehchen“ beim Durchzug einer Wetterfront in Kauf, denn schnell scheint wieder die Sonne.

Ein Tiefdruckgebiet ersehnen sich vor allem die Heuschnupfen-Allergiker. Bei einer trockenen und heißen Witterung fliegen Pollen, Pollen und Pollen. Die Vielfalt der Gräser ist im Pollenkalender festgehalten. Gerade der Juni ist für den Allergiker ein schlimmer Monat, in dem er heftig leidet – vielleicht sogar in seinen Urlaubstagen. Seine besten Urlaubsorte liegen an der Küste. Dort fühlen sich seine Schleimhäute am wohlsten. Die gischtige Feuchtigkeit des Meerwassers tut ihnen gut.

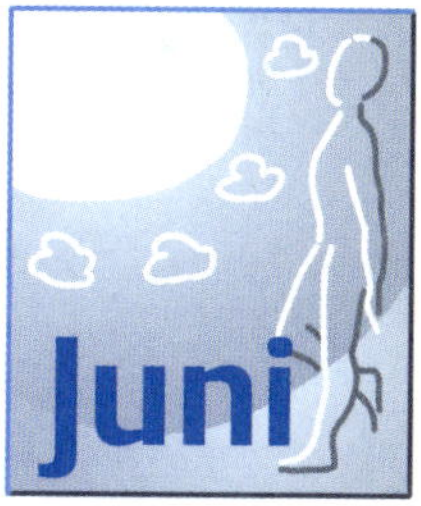

Auch der Juni ist nicht stabil

Die erste Wärme- oder sogar Hitzeperiode Anfang Juni kann jäh unterbrochen werden: Schafskälte! Ihren Namen bekam die kühle und unbeständige Witterung, weil um diese Zeit meistens die Schafe geschoren werden. Sie frieren plötzlich ohne ihren wärmenden Wollmantel. Auch der Mensch empfindet die Schafskälte. Wiederholt durchziehende Atlantik-Tiefs bringen mit ihren Fronten kalte und heftige Winde, viel Bewölkung und Niederschlag. Grundbedingung dafür: Mitteleuropa ist durch die vorhergehende Hitze aufgeheizt. Die Luftmassen steigen nach oben, und feucht-kühle Luft strömt vom Nordatlantik nach.

Übrigens:
Tritt die Schafskälte nicht ein, bedeutet das häufig, daß der gesamte Sommer sehr warm wird.

Der Siebenschläfertag am 27. Juni ist in der Volks-Wetterkunde ein wichtiger Tag: Regen deutet auf weitere 7 Regenwochen hin. Wie schrecklich! Diese Regel hat allerdings einen wahren Kern: Das Sommerwetter entscheidet sich Ende Juni/Anfang Juli – zum Guten oder zum Schlechten.

Juli – Wärme pur

Jan.
Feb.
März
April
Mai
Juni

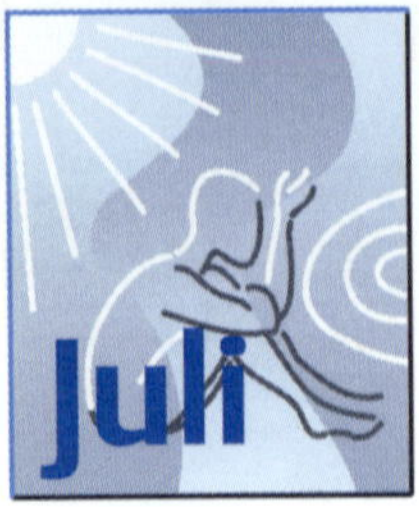

Aug.
Sept.
Okt.
Nov.
Dez.

Der Juli ist normalerweise der wärmste der drei Sommermonate Juni, Juli und August. Der europäische Kontinent hat sich durch die hochstehende Sonne aufgeheizt und strahlt auch in den Nachtstunden genügend Wärme ab. Anfang Juli beginnt der Hochsommer. Typisch sind die Zufuhr kühler Meeresluft und wechselhaftes Wetter. Mitte Juli setzt heitere, trockene und warme Witterung ein. Im zweiten Drittel ist sie eher wechselhaft mit Regenfällen. Doch selten verregnet ein ganzer Tag.

An der Nord- und Ostseeküste beträgt die durchschnittliche Tagestemperatur etwa 17 Grad. Das mittlere Maximum liegt bei 20 bis 22 Grad; es ist also angenehm warm. Nach Süden steigen die Werte an: 17,5 bis 19,5 Grad – das mittlere Maximum liegt bei 23 bis 25 Grad. Dort kann es aber auch erheblich wärmer werden. Es ist der Ausdruck eines kontinentalen Klimas. Am Meer herrscht dagegen mildes maritimes Klima.

Wetter und Temperaturen können aber von Jahr zu Jahr erheblich schwanken – Hitzeperioden wechseln mit Kälteeinbrüchen. Es gab auch schon den Juli mit total verregneten Sommerferien und Hochwasser. Das sind Abweichungen von der Norm. Haupttäter ist ein Tiefdrucksystem. Es sorgt dafür, daß sich warme und kalte Luft mischen, durcheinanderwirbeln, den Zeiger des Barometers hin und her schicken und so manche Wolkenfront vor die Sonne schieben. Solch ein Zick-Zack-Wetter „schafft" fast jeden!

Wettermeldungen reihen sich dicht aneinander: „Ein stabiles Azorenhoch bestimmt das Wetter von morgen – es weitet sich aus!" – „Ein atlantisches Tief zieht mit seinen Ausläufern nach Deutschland!" – „Am Nachmittag ist es schwül, es werden verstärkt Wärmegewitter auftreten!"

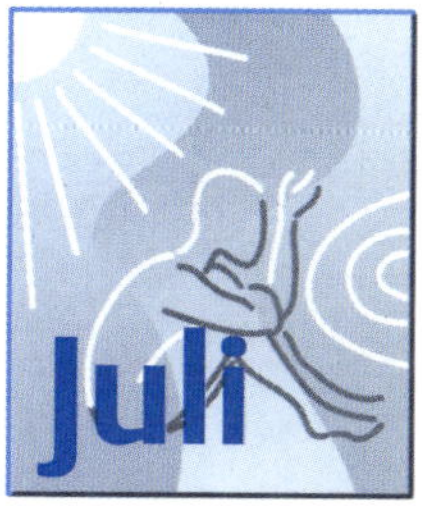

– „Die Temperaturen steigen stark an, es herrscht weitgehend Windstille!“ – „Vorsicht: Ozon! Gefährdete Menschen sollten sich wenig belasten!“

Wenn im Juli der Himmel verrücktspielt, Hitze und Gewitter die Nerven strapazieren, fallender Luftdruck Kopfschmerzen und Migräne provoziert, dann soll man gegen seine Beschwerden besonders angehen:

- Viel trinken – möglichst 3 Liter gleichmäßig über den Tag verteilt; Tee und Mineralwasser sind besonders geeignet.
- Öfter abkühlen – kaltes Wasser hilft. Duschen Sie lauwarm bis kalt; stellen Sie Ihre Füße in eine Schüssel mit kaltem Wasser.
- Schwere Mahlzeiten meiden – keinen Alkohol trinken, mehr Obst und Salate essen.
- Energie und Kraft sparen – legen Sie mehr Ruhezeiten ein; vermeiden Sie schweißtreibende Tätigkeiten. Besser: lieber in den kühlen Abendstunden aktiv werden.
- Luftige Kleidung – Naturfasern wie Baumwolle, Leinen oder Seide sind besonders atmungsaktiv. Meiden Sie Kunstfasern.

Die Hundstage sind da

Die höchsten Temperaturen des Jahres werden im allgemeinen in der Zeit von Mitte Juli bis Mitte August gemessen. Alle Jahre zwischen dem 24. Juli und dem 24. August wird es in unseren Regionen besonders oft heiß. Die „Hundstage“ sind da. Es ist nicht das Wetter, bei dem man sprichwörtlich keinen Hund vor die Tür jagt oder bei dem die Hunde nicht aus dem Schatten mögen. Als Hundstage bezeichnet man den Zeitraum, in dem der Sirius – Hunds-

Sirius ist der hellste Stern am Nachthimmel – der Leitstern im Sternbild „Großer Hund“. Er ist knapp 9 Lichtjahre von der Erde entfernt und leuchtet 20mal heller als die Sonne. Sein winziger Begleiter ist 5mal so groß wie die Erde.

Jan.
Feb.
März
April
Mai
Juni

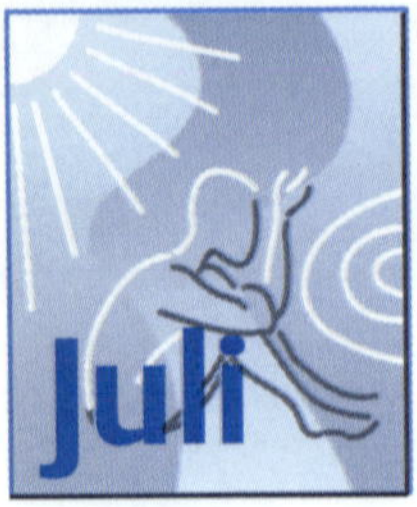

Aug.
Sept.
Okt.
Nov.
Dez.

stern genannt – gleichzeitig mit der Sonne am Horizont aufgeht. Extrem heiße Tage können sich Ende Juli einstellen, wobei die sprichwörtlichen Hundstage mit ihren unerträglichen Belastungen meist erst Anfang August auftreten. Ende Juli wird es manchmal sogar empfindlich kalt.

Kräfte tanken im Urlaub

Der Juli ist ein ausgesprochener Ferien- und Urlaubsmonat. Es ist die ideale Jahreszeit, um im Freien Sport zu treiben, mit den Kindern umherzutollen, mit dem Rad zu fahren, Schwimmen zu gehen oder zu wandern. Lange Tage – durch die Sommerzeit noch verlängert –, ausgeglichene Stimmung durch ein sonniges Gemüt, viel gemeinsame Freizeit und Freude an körperlichen Aktivitäten verleiten zu einem sinnvoll gestalteten Urlaub: „Aktivurlaub". Trainingseffekte und langanhaltende Erholung verbessern das gesundheitliche Befinden. Man darf nur nicht übertreiben. Deshalb: Sport möglichst im Schatten, körperliche Anstrengungen mehr morgens oder abends, mittags eine Siesta für Körper und Geist, keine schweren Mahlzeiten vor sportlicher Betätigung, viel trinken – Tee, Wasser oder Mineralwasser, ein Gläschen Alkohol erst in den kühlen Abendstunden –, luftige und kühlende Kleidung bevorzugen. Beherzigt man diese Grundsätze, dann werden die Ferientage zu einem unvergessenen und die Gesundheit fördernden Erlebnis.

August – endlich Urlaub!

Der August ist der dritte Urlaubsmonat – noch ein richtiger Monat für Ferien und Erholung. Blechlawinen treffen sich auf den Autobahnen. Es geht nach Norden und Süden – häufig über die Grenzen hinaus.

Besonders in den ersten beiden Wochen ist regelmäßig mit schönem Wetter zu rechnen: August-Hundstage. Überall ist es trocken und warm, häufig mit Hitzerekorden verbunden. Ideales Ferienwetter! Oft belastet aber eine quälende Schwüle in den Nachtstunden den Schlaf. Auch tagsüber werden Kreislauf und Wärmeregulation tüchtig gefordert. Mancher fühlt sich total schlapp. Schwüle – das ist eine von Mensch zu Mensch unterschiedliche und daher auch objektiv schwer festlegbare Empfindung. Steigt die Lufttemperatur auf über 31 Grad, setzt bei unbekleidetem Körper das Schwitzen von ganz allein ein. Es soll der Zusammenbruch der inneren Wärmebilanz verhindert werden. Kommt zur Hitze noch eine hohe Luftfeuchte hinzu, so muß der Körper sein Kühlsystem einsetzen: Schweiß. Eine leichte Brise am Meer kühlt ebenso ab. Deshalb suchen viele Menschen an den heißen Hundstagen gerne die Küste auf.

Strengen Sie sich bei Hitze nicht an. Die frühen Morgen- und Vormittagsstunden, aber auch die Abendzeit ist für kreislauflabile Personen die günstigste Zeit für körperliche Aktivitäten. Die Südländer machen es uns vor.

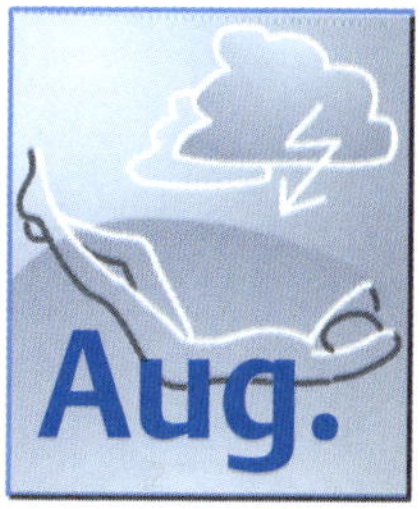

Sonne und Erotik

Für viele das schönste an der Sonne: Sie macht Appetit auf Liebe. Es steht fest: Unter südlicher Sonne findet mehr Sex statt als zu Hause im kühlen Norden; im Sommer wird mehr geflirtet, geheiratet, und es werden mehr Kinder gezeugt. In warmen Zeiten schlafen die Paare häufiger miteinander; sie sind bei ihren Liebesspielen experimentierfreudiger und einfallsreicher. Verantwortlich ist die Zirbeldrüse im Gehirn, die durch Sonnenstrahlen intensiver auf die Hormone einwirkt. Also: Je mehr Sonne scheint, um so mehr Lust auf Liebe!

Jan.
Feb.
März
April
Mai
Juni
Juli

Sogar der Wintersportler mag die heißen Tage im August. Er kennt die wichtige Wetterregel: „Ist's Petrus bis Laurentius (1. bis 10. August) heiß, dann bleibt der Winter lange weiß".

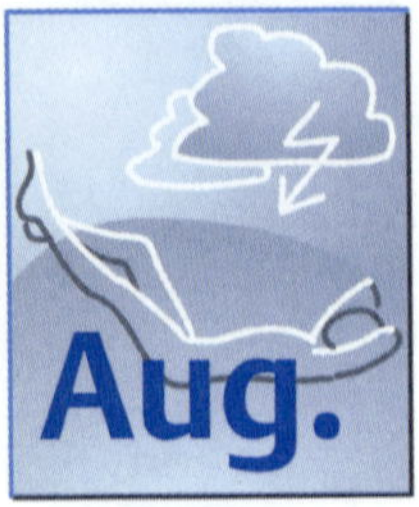

Sept.
Okt.
Nov.
Dez.

Im August ist das Wetter oft stabil und beständig. Ein Sommerhoch sorgt für den ersehnten Sonnenschein. Kontinentale Warmluft strömt von Osten nach Mitteleuropa. Atlantische Tiefs haben es schwer, ihre Fronten auf das Festland zu pusten. Läßt der Gegendruck dann eines Tages nach, strömt feucht-warme oder kühle Luft auf das erhitzte Land. Riesige Wolkentürme verdunkeln den Himmel – heftige Gewitterregen beenden die Schönwetterperiode. Viele Wärmegeplagte atmen auf. Greller Sonnenschein, unerträgliche Glut am Tage, kaum Abkühlung in der Nacht, kein Windchen und viel trockene Luft legen sich mit der Zeit auf das Gemüt. Gereiztheit, Aggressivität, Jähzorn, die Häufung von Konflikten oder Auseinandersetzungen verändern in solchen Zeiten den Menschen. „Das liegt bestimmt am Wetter" hört man nun öfter. Erst wenn Abkühlung da ist, beruhigen sich die Geister.

„Hitzige" Autofahrer unterwegs

Vielen Autofahrern wird diese „aggressive" Wetterlage jedoch zum Verhängnis. Etwa ein Drittel aller Verkehrsunfälle ereignete sich in den letzten Jahren im Juli und August – nicht nur wegen der vielen, vielen Autos auf den Straßen. Warum? Hitze und Schwüle führen zu allgemeiner Müdigkeit und Erschlaffung, zum Nachlassen der Konzentration, zu verlangsamten Reaktionen sowie einer Reizüberlastung besonders des Gesichtssinnes. Greller Sonnenschein wird selbst durch teure Sonnenbrillen nicht genügend gebremst. Schnell hat der eilige Raser ein Schild oder ein Auto übersehen. Wieder hat es gekracht.

Tips für Autofahrer

- Unterschätzen Sie nicht das erhöhte Unfallrisiko bei Hitzewetter.
- Fahren Sie bei Schwüle und extremer Wärme vorsichtiger und langsamer.
- Vermeiden Sie zusätzliche Risiken: Fahren bei Müdigkeit, das Gläschen Bier, die gewohnte Zigarette im Auto, sehr laute Musik aus dem Autoradio oder das Schlecken eines kühlenden Eises am Steuer.
- Achten Sie auf Fehler anderer Verkehrsteilnehmer: Verhindern Sie Schlimmeres!
- Bereiten Sie sich gut auf Ihre lange Urlaubsfahrt vor – ausgiebiges Kartenstudium ist wichtig.
- Bevorzugen Sie die kühlen Morgen- und Abendstunden zum Autofahren.
- Bei längeren Fahrten: legen Sie alle zwei Stunden eine Pause auf einem schattigen Rastplatz ein.

Ozonwarnungen im Radio und Fernsehen dämpfen oftmals die Vorfreuden auf schöne Sommertage. Ein Glück: nicht jeder Mensch ist gefährdet. Für normal reagierende, gesunde Personen liegt der offizielle Grenzwert bei 360 Mikrogramm pro Kubikmeter Luft – darüber ist die Gesundheit gefährdet. Herz-Kreislauf-Kranke, ältere Menschen, Atemwegserkrankte und Kinder sollten sich mit stärkeren Belastungen zurückhalten, wenn die Konzentration bereits 180 Mikrogramm pro Kubikmeter Luft erreicht.

September – der „Altweiber"-Monat

Mit dem September beginnt der „Goldene Herbst". Am 23. Tag dieses Monats steht die Sonne das zweite Mal im Jahr über dem Äquator im Zenit, um ihren Weg nach Süden fortzusetzen. Tag und Nacht sind genau gleich lang. Der September zeigt sein wechselndes Gesicht: mal ist es warm, mal naß und kühl. Die ersten Heizungen werden eingeschaltet, wenn es bereits herbstlich ungemütlich ist. Schon häufen sich die Erkältungskrankheiten, wenn typisches „Wechsel-Wetter" entstanden ist.

Anfang des Monates kann es noch einmal hochsommerlich heiß werden. In der Mehrzahl der Jahre findet man eine stabile Witterung. Sie stellt sich bereits Ende August ein und hält normalerweise bis Ende des ersten Drittels des September an. Hat für die Jungen und Mädchen nach den Sommerferien die Schule wieder begonnen, befällt die Kinder eine freudige Stimmung. Der Sonnenschein belebt die Laune zum Lernen. Da fällt die Umstellung vom „Ferien-Machen" und Faulenzen zum „Gehirn-Anstrengen" und fleißigen Lernen nicht schwer.

Jan.
Feb.
März
April

Auch Landwirte und Winzer begrüßen diese sonnigen Tage, denn eine gute Ernte ist garantiert. Eine Bauernregel besagt: „St. Lorenz (5. September) Sonnenschein – wird der Herbst gesegnet sein."

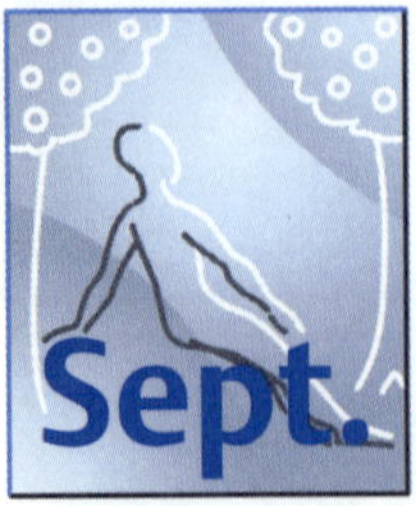

Okt.
Nov.
Dez.

Erntedank

Schon Griechen, Römer und Germanen dankten in jedem Jahr ihren Göttern für eine erfolgreiche Ernte. Dazu gab es Tage für den Erntedank. Die Christen führten eine Feier anläßlich des „Dankeschön" ein und begehen sie jeweils am ersten Sonntag nach Michaelis. Mit dem Festtag des heiligen Erzengels Michael am 29. September geht die Sommerzeit traditionell zu Ende.

Auf den Hochspannungsleitungen haben sich zu dieser Zeit viele Schwalben niedergelassen. Fröhliches Gezwitscher erfüllt die Luft. Aufbruchstimmung! Die Vögel in ihrem schwarzen Frack rüsten nun zum Flug in den sonnigen und warmen Süden. Sind sie eines Tages schnell verschwunden, soll es einen frühen Winter geben – sagt der Volksmund. Bleiben sie noch ein Weilchen, ist der Winter in weiter Ferne. Bis zum Ende des Monats haben sie aber ihr Sommerquartier verlassen, das Wetter ist ihnen zu ungemütlich geworden.

Meist ist es Mitte September kühl und regnerisch. Das Wetter hat sich von einem Tag zum anderen drastisch geändert: bei wechselhaftem, naß-kaltem und tropfenreich-trübem Wetter gehen die Temperaturen deutlich zurück. Stürmische Winde, hart fallende Regentropfen und nächtliche Kälte lassen die goldgelben Blätter von den Bäumen herabtrudeln. Im Norden kündigt sich mit schnellen Schritten der nahende Herbst an. Es wird plötzlich ungemütlich.

So trotzen Sie dem Herbst

- Ziehen Sie sich dem Wetter angepaßt an. Sommerkleidung ist insbesondere in den kühlen Morgen- und Abendstunden nicht mehr geeignet.
- Gehen Sie viel an die frische Luft, bewegen Sie sich ausreichend. Dabei tanken Sie viel Sauerstoff und härten sich ab.
- Ernähren Sie sich gesund: viel Obst und Gemüse, Vollkornprodukte, wenig Fleisch und Wurst.
- Heizen Sie in den kühlen Abendstunden leicht Ihre Wohnung.
- Mit vielen Wasseranwendungen härten Sie Ihren Körper ab und bringen sich in Schwung. Ab S. 142 finden Sie viele Maßnahmen.

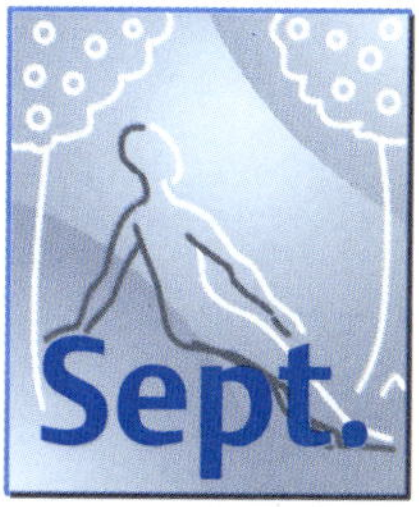

Jan.
Feb.
März
April
Mai
Juni
Juli
Aug.

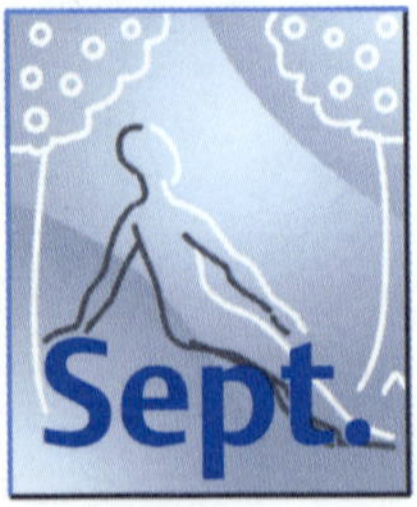

Okt.
Nov.
Dez.

Wärmende Kleidung wird aus den Schränken genommen. Sie war in den letzten Monaten weit weggehängt worden, doch nun benötigt man sie wieder. „Jetzt warm und dem Wetter angepaßt anziehen!“ – das ist die Devise, wenn man Erkältungen vermeiden will. Der sonnenverwöhnte Mensch hat sich noch nicht genügend auf die veränderte Witterung eingestellt. Eigentlich wünscht man noch schöne und warme Septembertage herbei. Der Herbst ist noch nicht gewollt.

Der Altweiber-Sommer spinnt seine Fäden

Hat der September die Kühle und Nässe in seiner Mitte überstanden, stellt sich in der zweiten Hälfte noch einmal herbstlich-ruhiges Wetter ein, als „Altweibersommer“ bekannt. Diese Schönwetterphase erstreckt sich oft bis weit in den Oktober hinein. Die Natur tankt die nötige Kraft für die kalten Monate. In dieser Übergangszeit zwischen Sommer und Winter schwächt sich ein Azoren-Hoch ab – hoher Luftdruck baut sich über Mitteleuropa auf. Südliche und östliche Winde führen Warmluft nach Deutschland. Diese stabile Wetterlage findet man mit großer Regelmäßigkeit in der Frühherbst-Phase. Da das Wetter an den Sommer erinnert, wird der „Altweibersommer“ allgemein als „Nach-Sommer“ verstanden. Wenn er es mit uns gut meint, hält er vier Wochen an.

Diese schönen Tage sind eine beliebte Urlaubszeit: das Laub färbt sich herbstlich, die Natur zeigt sich in warmem Gelb, Rot und Braun. Scheint die Sonne auf die Blätter, strahlt uns ein herrliches Gold entgegen.

Die Tageslänge nimmt nun merklich ab. Am Nachmittag erreichen die Temperaturen noch sommerliche 25 Grad. Morgens und abends stellt sich Nebel ein, er ist charakte-

Altweibersommer

Warum werden die „alten Weiber“ für diese schöne Zeit im Herbst verantwortlich gemacht? Typisch für den Altweibersommer sind die als „Sommerflug“ bezeichneten Spinnfäden – silberne Fäden wie das Haar alter Frauen. Winzige wandernde Spinnen lassen sich durch ihre Fäden forttragen, um in trockene und höhergelegene Winterquartiere zu gelangen – bis zu 100 Kilometer entfernt. Erst seit 1807 kennt man den merkwürdigen Namen „Altweibersommer“. Das kleine zoologische Spinnenwunder nennt der Volksmund „Fliegender Sommer“, „Mädchen-Sommer“, „Frauen-Sommer“, „Marien-Garn“, „Marien-Seide“, „Marien-Fäden“, aber auch „Sommer-“ oder „Herbst-Fäden“, „Nach-“ und „Spät-Sommer“.

ristisch für diese Zeit. Die Sonne scheint noch warm für 4 bis 5 Stunden vom Himmel. Sie hat noch die Kraft, die Nebelschwaden wegzuheizen. Sonnige Stunden verleiten zu Entspannung und Erholung. Große Scharen von Pilzsammlern durchstreifen die lichtdurchfluteten Wälder – gern und freundlich zeigen sie den Erfolg ihres Suchens und Findens. Gute Laune ist vorhanden, die Stimmung ist locker und gelöst.

Der Altweibersommer lädt zum Pilzesammeln ein. Vater, Mutter, Kind und Kegel haben ihre Augen zu Boden gerichtet. Pilze mit Röhren – Steinpilze, Maronen, Braunkappen – garantieren höchsten Genuß. Mehr Vorsicht bei Pilzen mit Lamellen!

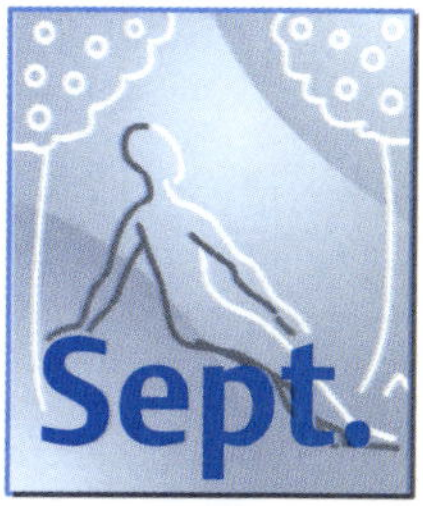

Jan.
Feb.
März
April
Mai
Juni
Juli
Aug.

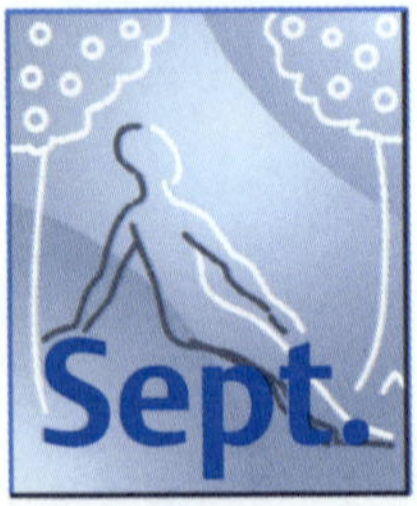

Okt.
Nov.
Dez.

Genießen Sie den goldenen Herbst

In diesen Tagen belastet Wärme und Schwüle äußerst selten. An die warme Temperatur angeglichene Kleidung und ausreichende Bewegung an frischer Luft fördern unsere Gesundheit. Ozon ist kaum zu erwarten. Die Pollenallergiker fühlen sich endlich wieder wohl – „ihre Schadstoffe" sind nicht mehr in der Luft. Spazierengehen, Wandern, Radfahren, Bergsteigen und Baden haben ihren besonderen Reiz. Die Natur lädt immer wieder zum Aufenthalt in der farbenfrohen, sonnendurchfluteten, wohlriechenden und erholsamen Landschaft ein – egal ob im Norden oder Süden, im Flachland oder Gebirge. Jetzt kann man Energie für die bevorstehende dunkle Jahreszeit sammeln. Sie kommt zu schnell!

Als Training, um gesund und munter in und durch den Winter zu kommen, gilt Bewegung und Anpassung an das Herbstwetter. Halten Sie sich viel im Freien auf, und lassen Sie die Reize der Natur auf sich einwirken. Auch das Wochenprogramm (s. S. 162 f.) mit seinen vielen Kalt- und Warmwasser-Anwendungen bereitet Sie optimal auf die kalte Jahreszeit vor. Daneben sind eine gesunde Ernährung, erholsamer Schlaf und körperliche und geistige Entspannung wichtig.

Oktober – goldener Herbst

„Bunt sind schon die Wälder“ – so besingt der Chor in einem Volkslied die Laubfärbung und die eindringlichen Zeichen des Herbstes. Und in der Tat beherrschen in diesen Wochen die goldenen, gelben, roten und braunen Farbtöne das Bild der Landschaften. Der goldene Oktober ist da, ein „richtiger“ Herbstmonat.

Die Temperaturen steigen anfangs noch in angenehme Höhe, man spürt noch den Einfluß des Altweibersommers. Der Oktober bietet in Deutschland ein ideales Klima für eine sinnvolle Freizeitgestaltung, und auch die Kinder haben wieder einmal Ferien. Damit gehört dieser Monat zu den wichtigen Urlaubsmonaten für die Familie. Er bietet uns an, vor dem Winter noch einmal Energie zu tanken, frische Luft zu atmen, uns abzuhärten, viel zu bewegen und die Erholung des vergangenen Sommers aufzufrischen.

Spaziergänge im Oktober bedeuten: Balsam für die Seele. Die Vielfalt der Farben des Herbstlaubes ist wohltuend für die Augen. Die Sonne läßt die Farben unvergeßlich funkeln.

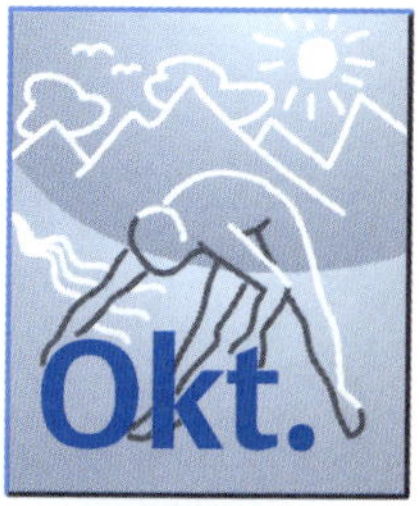

Warum verlieren die Bäume ihre Blätter?

Sind die Blätter im Frühjahr und Sommer grün, verdunsten sie das Wasser, das durch die Wurzeln aufgesaugt wird – bis zu 600 Liter pro Tag. Je kürzer und kühler die Tage werden, um so weniger Wasser nehmen die Bäume aus dem Boden auf; bei Frost überhaupt nichts mehr. Um zu verhindern, daß die Blätter in der kalten Jahreszeit weiterhin Wasser abgeben und den Baum damit austrocknen, wirft er sie zu seinem Schutz im Herbst einfach ab.

Regelmäßig stellt sich beständiges Wetter ein – es ist der Altweibersommer im Oktober. Diese konstante Wetterlage entsteht, wenn sich das dominierende Azorenhoch des Sommers allmählich abschwächt. Über Osteuropa bil-

Jan.
Feb.
März
April
Mai
Juni
Juli
Aug.
Sept.

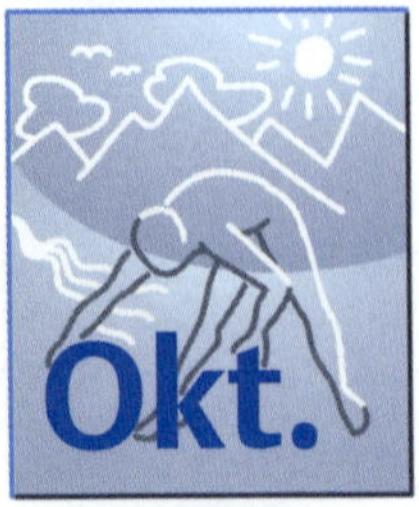

Nov.
Dez.

det sich durch fortschreitende Auskühlung in den immer länger werdenden Nächten ein kaltes Winterhoch. In dieser Übergangsphase stellt sich über Deutschland eine Zone hohen Luftdruckes ein. Schon haben wir ruhiges und sonniges Wetter. Das Hoch ist ein träger Geselle – es bleibt länger bestehen.

Sich für den langen Winter wappnen

Urlauber finden im Norden an den Küsten und auf den Inseln Erholung und Entspannung. Das Wasser von Nord- und Ostsee weist noch eine Temperatur von 12 bis 16 Grad auf. Für die weniger Abgehärteten ist das zum Baden zu kalt. Als Alternative bietet sich das Wassertreten an: nach dem anfänglichen „Schock" stellt sich nach wenigen Minuten eine wohlige Wärme in den Beinen ein. Der ganze Körper bleibt über viele Stunden warm. Die Krampfadern freuen sich, kalte Füße verschwinden, das Gehen fällt leichter, die Beine schwellen ab – rundum, der „Wassertreter" fühlt sich wohl in seiner Haut!

Menschen mit Erkrankungen der Atemwege, Hautleiden, Allergien und niedrigem Blutdruck empfinden das Küsten- und Seeklima sogar als heilend. Die reine Luft mit dem hohen Gehalt an Jod und Mineralien sorgt für eine bessere Gesundheit. In diesem Monat wird das Seeklima seinem Ruf als „Reizklima" gerecht, wenn die ersten Herbststürme über das Wasser peitschen. Gerade dann sollte man auf einen Strandspaziergang nicht verzichten.

Reizklima oder Schonklima – je nach Höhe der Berge

Eine andere Art Reizklima findet man in diesen Tagen im Hochgebirge oberhalb von 1000 Metern. Die Schwankungen der Temperaturen zwischen Tag und Nacht können beträchtlich sein. Für Gesunde ist ein Aufenthalt in diesen Höhen gut geeignet, die Nerven zu beruhigen. Die vermehrte Bewegung an der frischen Luft führt zu einem erholsamen Schlaf. Das tut Geist und Seele gut. Auch Herz und Kreislauf werden durch die körperlichen Aktivitäten regelrecht trainiert. Viele Atemwegskranke und Allergiker fühlen sich in diesem Klima wohl.

Im Mittelgebirge herrscht zu dieser goldgelben Jahreszeit Schonklima. Es eignet sich besonders für ältere Menschen und jene, die durch Krankheiten und Operationen geschwächt sind. Psychisch können sie bei ihren Spaziergängen in den vom „Maler Herbst" bunt angestrichenen Wäldern entspannen. Die sonnig-warmen Mittags- und Nachmittagsstunden laden zum Verweilen im Freien ein. Allerdings sind abends und in der Frühe bereits Nebelbänke zu beobachten. Sie weisen auf den nahenden November hin. Zum Glück heizt die warme Sonne die ersten Schwaden der herbstlichen Waschküche schnell wieder weg.

Im zweiten Monatsdrittel meldet sich häufig die kalte Jahreszeit mit unfreundlicher Witterung an. Sie ist meist nur von kurzer Dauer, und in den letzten Tagen des Monats zeigt sich der Mittelherbst zum letzten Mal mit seinem ruhigen und trockenen Schönwetter. Die Luft ist in den Morgenstunden feucht. Herbstlicher Tau überzieht die Spinnennetze – im Sonnenschein glitzernde Diamanten wie bei Tiffany's. Tagsüber ist es mild-warm, nachts je-

In den Mittagsstunden strahlt die Sonne noch sehr intensiv, so daß ein Sonnenbrand entstehen kann. Dagegen muß man sich auch im Oktober schützen.

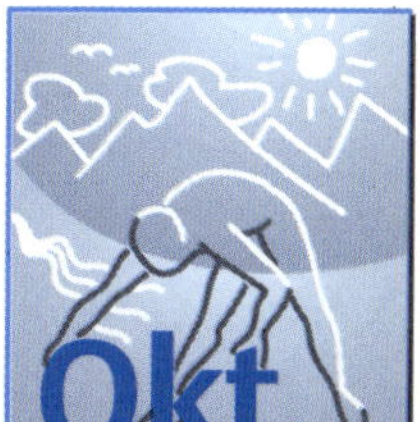

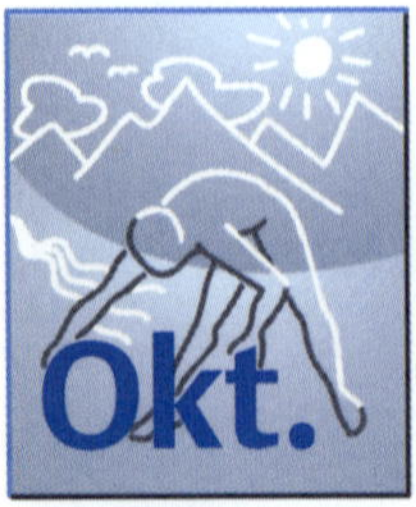

doch schon empfindlich kühl. Der wolkenlose Nachthimmel läßt die Temperaturen in den Keller sinken. Dazu sagt die Bauernregel: „Oktoberhimmel voll Sterne hat warme Ofen gerne“. In ungünstigen Lagen ist sogar ein erster Nachtfrost möglich. Viele Blumen müssen leider in dieser Kälte ihre Köpfe schon hängen lassen. Nur die Aster, die typische Oktoberblume, blüht in ihrer Schönheit weiter. Der erste winterliche Kaltlufteinbruch kann ihr nichts anhaben!

Was passiert mit dem Laub?

Nach und nach lassen jetzt die Laubbäume ihre Blätter fallen. Herbst- und Winterstimmung stellen sich langsam ein. Nutzen Sie den Oktober so lange, bis er ihnen zu kalt wird. Die Wetterpalette ist noch bunt gemischt:

- Die Gefahr, in den Mittagsstunden einen Sonnenbrand zu bekommen, ist gering.
- Schwüle und Wärme belasten nun keinen mehr.
- Pollen schwirren nicht mehr so häufig durch die Luft.
- Ozon ist in den Städten und auf dem Land kaum noch zu erwarten.
- Hochdruck herrscht vor und verschafft eine gute Stimmung.

November – ein trister Geselle

Die Blätter sind gefallen. Das herbstliche Gold, Gelb, Braun und Rot liegt als dunkle und schmierige Masse am Boden – von unbarmherzigen Reifen auf regennassen Straßen zerquetscht. Mit dem Laub fällt auch die Stimmung – die Seele bekommt jetzt eine Gänsehaut. Nebel und Regen trüben das Gemüt. Die gute Laune rutscht in ein unhaltbares Tief. Dieser seelische „Durchhänger“ ist für viele Menschen in unseren Breiten schicksalsgegeben. Sie erleben ihn in jedem Jahr aufs neue und finden sich mit ihrer Spätherbststimmung ab. In Deutschland dürften nach Untersuchungen 10 bis 12 Millionen Menschen darunter leiden. Zwei Drittel sind Frauen im mittleren Alter zwischen 30 und 50 Jahren. Traurige, depressive und verzagende Reaktionen wirken sich enorm auf das alltägliche Leben aus: die Leistungen fallen ab; Pessimismus zieht ein; Müdigkeit und Verlust von Antrieb und Elan lassen die Arbeit zu einem plötzlichen Übel werden; erfreuliche Dinge verlieren ihre Attraktivität.

Gegen depressive Verstimmungen sind verschiedene Kräuter gewachsen: Rosmarin, Ginseng, Eisenkraut und viele andere können auf natürliche Weise die trübe Stimmung lindern (s. a. S. 159).

Der November ist von den 12 Gesellen des Jahres im Durchschnitt der unwirtlichste Monat. Der nahende Winter kündigt sich immer deutlicher an. Strahlende, sonnige und warme Tage, wie sie der Oktober noch einmal gezaubert hatte, gibt es kaum noch. Der November ist ein trister Monat, mit Herbststürmen und nässendem Nebel angefüllt.

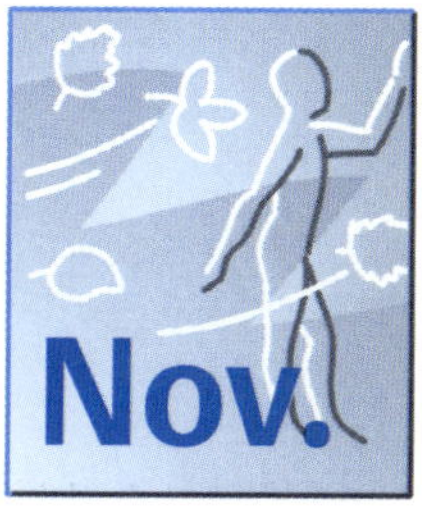

November – der stürmigste von allen

In dieser Zeit entstehen heftige Luftbewegungen durch große Unterschiede der Temperaturen zwischen den Gebieten am Nordpol und den warmen Subtropen. Dadurch kommt es zu Turbulenzen mit hohen Windgeschwindigkeiten. Tiefs gewinnen an Kraft. Sie nähern sich unbändig

Jan.
Feb.
März
April
Mai
Juni
Juli
Aug.
Sept.
Okt.

Auch wenn der Nebel ein eindrucksvolles Naturschauspiel ist, kann er eine Verschlechterung von Krankheiten verursachen: Asthma, Bronchitis, Atemwegsinfekte bereiten größere Beschwerden.

dem Festland, nachdem sie bei ihrem Weg über den Atlantik ihren Druck ständig sinken ließen. So wächst ein anfangs noch kleines und harmloses Tief zu einem ausgedehnten Sturmtief, ja manchmal sogar Orkantief an. Das isländische Muttertief schickt mit seinen Fronten kleinere Töchter wie in einem Karussell nach Europa. Kaltluft ist angesagt; Herbststürme sind geboren.

An Nord- und Ostsee wird das Wasser aufgepeitscht; hohe Wellen mit weißen Schaumköpfen bis zum Horizont sehen mächtig bedrohlich aus: das Meer – ein Monster! Man könnte aber auch sagen: dort ist die Natur von heftigem Wind und hohen Wellen verzaubert. Ein feuchter Schub löst den anderen ab. Immer wieder zieht Regen auf. Selbst der abgehärtete Urlauber sucht schnell den ruhigen Wald auf. Er schickt noch nicht einmal seinen Hund vor die Tür. Selbst die Einheimischen erfreuen sich an ihren gut geheizten Wohnungen.

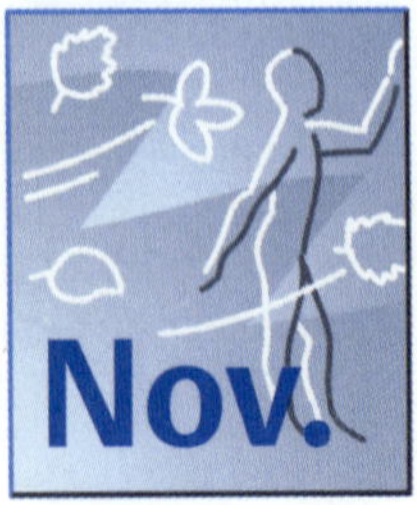

Nebel: die Sichtweiten sinken

Im Wald der Mittelgebirge können die Besucher und Erholungssuchenden in den ersten Novembertagen meist die sogenannte „Allerheiligenruhe“ genießen. Zum Monatsanfang stellt sich in vielen Jahren eine ausgeglichene und trockene Schönwetterlage ein. Tagsüber ist es schon beträchtlich kalt. Nachts ist bei klarem Himmel Bodenfrost vorhanden, der als Rauhreif die Gräser und Pflanzen in den Gärten weiß anstreicht. Frühaufsteher versinken mit ihren Füßen im Frost. Es bilden sich auch verbreitet Morgennebel, die als weißes Meer lange in den Tag hinein die Sonne verhüllen. Sie hat kaum noch die Kraft, die Waschküche zu erhellen, geschweige, die Wassertröpfchen aufzuschlecken.

Dez.

Besonders häufig findet sich der Nebel in feuchten Niederungen, Mulden, Senken, Tälern und Flußauen. Dort lagert er sich besonders lange ab. Voraussetzung für dieses Naturschauspiel ist hoher Luftdruck. Er stellt sich manchmal Anfang November, meist zur Monatsmitte ein. Nachts kühlt sich die Erdoberfläche stark ab. Ist die Luft noch nicht ausreichend mit Feuchte geschwängert, klart der Himmel gegen Abend auf, während die Temperaturen in der Nacht sinken, so nimmt die Feuchtigkeit rasch zu. Je höher der Wassergehalt, desto dunstiger wird es: Nebelwolken am Erdboden. Eine gefährliche Waschküche ist fertig!

Wieder einmal erwischt es den Kraftfahrer. Für ihn hat sich der November viele Gefahren ausgedacht. Seine Psyche und

Nebeltips für Autofahrer

- Vermindern Sie sofort das Tempo, wenn Ihnen eine Nebelbank die Sicht nimmt. Lenken Sie Ihr Auto vorsichtig und Ihre Aufmerksamkeit auf die anderen Verkehrsteilnehmer.
- Rechnen Sie mit glatten Fahrbahnen – besonders in feuchten und schattigen Waldstücken, aber auch auf Brücken. Große Vorsicht ist geboten!
- Beachten Sie nasses Laub auf der Straße. Es ist dort besonders rutschig und glatt.
- Fahren Sie langsam, wenn das Pflaster durch den Schmutz von landwirtschaftlichen Maschinen besonders schmierig ist.
- Schalten Sie Ihre Scheinwerfer bereits bei Beginn der Dämmerung ein. Sehen und gesehen werden ist die Devise!
- Kontrollieren Sie Ihre Scheibenwischer. Klare Scheiben sorgen für gute Sicht.
- Nehmen Sie sich genügend Zeit. Denken Sie daran: Gesund am Reiseziel ankommen – das ist wichtig.

Für viele Menschen ist der November mehr als der 11. Monat des Jahres: Die 5. Jahreszeit, der Karneval, beginnt.

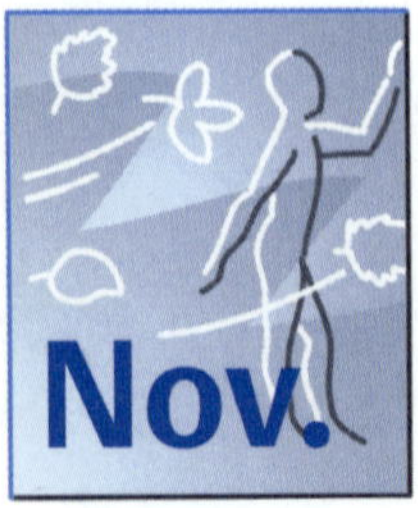

Konzentration sind gefordert. Jetzt gilt es, seine Fahrweise den herbstlichen Straßenverhältnissen anzupassen.

In der Monatsmitte können sich noch einmal einige ruhige und trockene Schönwetter-Tage einstellen, der „Martinssommer“. Auch der Bauernspruch „Der heilige Leopold (15. November) ist oft noch dem Altweibersommer hold“ weist darauf hin. Ein wehleidiger Rückblick auf die „Spinnweben-Tage“ des Oktober! Zum Monatsende hin finden die letzten schönen Tage des späten Herbstes ein abruptes Ende. Kräftiger Wetterwechsel, milde Meeresluft, Regen und Wolken, aber auch schon Schneeflocken in den Niederungen und anhaltende Schneefälle in den Höhenlagen verraten: das Tor zum Winter steht nun weit offen.

Dem traurigen November etwas Schönes abgewinnen

Warum haben so viele Menschen etwas gegen dieses Stiefkind des Jahres? Nun gut – er ist grau in grau, neblig, naß, kalt, unfreundlich und so weiter und so fort. Dennoch hat er auch seine guten Seiten. Er ist ein „Zuhause“-Monat. Nie hält man sich so intensiv in den eigenen vier Wänden auf – im angenehm durchwärmten Zimmer.

Viele Menschen gewinnen den trüben Tagen etwas Positives ab. Sie machen einfach das Beste daraus. Wenn wir es auch nicht wahrhaben möchten: Wir brauchen den November für unsere Gesundheit. Unser Biorhythmus verlangt nach nasser Kälte, undurchsichtigem Nebel, Dunkelheit, Wind und typischem Novemberwetter. Am besten fährt derjenige, der die herbstliche Herausforderung annimmt und dem November trotzt.

Lassen Sie die Kälte, die Nässe, den Wind und vor allem den Nebel auf sich einwirken. Halten Sie sich, sooft Sie

Wenn die Seele leidet – Johanniskraut

Johanniskraut ist seit nahezu 2500 Jahren als Heilpflanze mit einem hohen Stellenwert bekannt. In der Antike wurde es zur Behandlung psychischer Erkrankungen und Hautverletzungen eingesetzt. Die alten Germanen verehrten das Kraut als „Sonnenkönig der Pflanzenwelt“. Auch Paracelsus empfahl diese Pflanze bei depressiven Verstimmungen und nervösen Unruhezuständen.
Johanniskraut hellt die Stimmung auf und verschafft einen erholsamen Schlaf. Es hat praktisch keine Nebenwirkungen. Es dauert jedoch 2 bis 3 Wochen, ehe sich die Wirkung voll entfaltet hat.

Benannt ist die Pflanze mit ihrem himmlischen Strahlenkranz nach Johannes dem Täufer. An dessen Namenstag, am 24. Juni, steht sie in voller Blüte.

können, im Freien auf. Spaziergänge, Radfahren und letzte Gartenarbeiten schaffen den wichtigen Kontakt zur Natur und dem Wetter. Lassen Sie die wenigen Sonnenstrahlen und helles Licht in Ihren Räumen auf sich einwirken. Damit beugen Sie depressiven Reaktionen vor. Suchen Sie die Geselligkeit von lieben Freunden. Gemeinsame Abende, rege Gespräche, Urlaubsplanungen für das nächste Jahr und ein „Prosit“ auf eine gute Gesundheit werden die Novembertage schnell vergehen lassen.

Viele Kranke leiden im November

Darauf hoffen auch Menschen mit Erkrankungen der Atemwege sowie Herz- und Kreislaufkranke. Bei ihnen löst die schadstoffgeladene Nebelluft einige gesundheitliche Probleme aus. Auch die Neigung zu Erkältungen ist erhöht. Infekte haben Hochkonjunktur. Es gilt: Machen Sie auch im Nebelmonat November das Beste für Ihre Gesundheit – in Vorbereitung des Winters! Mit dem Wochenprogramm ab S. 162 können Sie sich gegen die kalten Wintermonate abhärten.

Jan.
Feb.
März
April
Mai
Juni
Juli
Aug.
Sept.
Okt.
Nov.

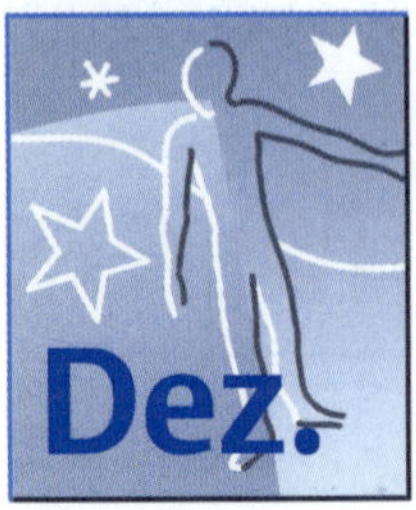

Dezember – endlich weiße Weihnacht?

Der letzte Monat des Jahres ist meteorologisch der erste Wintermonat. Am 21. Dezember ist die Sonne weit im Süden – genau am Wendekreis des Steinbockes. Weiter südlich geht es nicht. Das bedeutet, der Tag ist bei uns am kürzesten, die Nacht am längsten. Sie ist dem heiligen Thomas geweiht. Nun hat der Winter rechnerisch begonnen. Die Kinder hoffen auf Schnee. Sie wünschen sich eine weiße Weihnacht.

Die Thomasnacht

Die längste Nacht des Jahres ist die des 21. Dezember. Sie ist dem heiligen Thomas geweiht. Ein alter Glauben: Zur Zeit der Sonnenwende im Winter bedrohen böse Geister die Menschen. Mistelzweige, die auch im Winter ihre Blätter grün halten, galten als Schutz. Sie wurden Freunden geschenkt, die damit ihre Häuser schmückten. Heiratswillige junge Frauen blieben in dieser Thomasnacht bis Mitternacht wach. Sie konnten angeblich in einem Spiegel das Gesicht ihres Zukünftigen erkennen. Für Hausfrauen war der Tag des heiligen Thomas stets der Termin, um das spezielle Kletzenbrot zu backen.

Zum Anfang des Monates ist überhaupt noch nicht an eine winterliche Landschaft zu denken. In der Mehrzahl der Jahre ist das Wetter regnerisch-trübe, windig und frostfrei. Milde Meeresluft strömt von Westen auf den Kontinent. Tiefdruckgebiete ziehen mit ihren Fronten über das Land. Der Himmel ist verhangen. Die Welt zeigt sich grau in grau. Man könnte denken, es sei noch November. Ergiebige Regenfälle verwässern sogar den Nikolaustag.

Zur Monatsmitte erscheint oft schon der erste Winter. Um den 18. Dezember setzt sich mit großer Regelmäßigkeit das erste große winterliche Hoch durch – „Frühwinter“. Die Temperaturen sind für wenige Tage unter den Gefrierpunkt gefallen. Bei trocken-kaltem Wetter herrscht zunehmend leichter bis mäßiger Frost. Für Schlittschuhläufer eine große Freude, denn das erste Mal frieren Teiche und Seen zu. In manchen Jahren hat sich auch eine Schneedecke gebildet; sogar im Tiefland liegen große Flächen unter dem ersehnten Weiß. Hält diese frühwinterliche Periode länger an, verschärft sich der Frost von Tag zu Tag. Der Schnee bleibt liegen. Über ihm kühlt sich die Luft während der langen Nächte stärker ab als über einem unbedeckten Erdboden. Also: richtiges Winterwetter!

Dennoch wird der Traum von der „weißen Weihnacht“ in Mitteleuropa nur selten Wirklichkeit. In der Mehrzahl aller Jahre kommt es unmittelbar vor oder an den Feiertagen zu einer markanten Umstellung der Großwetterlage. Der Wind dreht auf West oder Südwest – es wird wärmer. Die Folge ist ein unerwünschtes „Weihnachtstauwetter“, das uns die ungeliebte „Grüne Weihnacht“ beschert. Der Weihnachtsmann muß vom Schlitten auf das Fahrrad umsteigen. Welch eine Horrorvorstellung für die lieben Kleinen!

Es gibt aber Regionen in Deutschland, in denen das Tauwetter zu Weihnachten auch eine positive Seite hat. Während die ergiebigen Niederschläge in den Niederungen mit Regen und Matsch die Festtage richtig versauen, fällt in den Bergen oberhalb der Frostgrenze reichlich Schnee. Dort ist die „Weiße Weihnacht“ garantiert, allerdings auch nicht in jedem Jahr: Etwa jedes zweite Jahr kann man südöstlich von München und Regensburg ein Weihnachtsfest mit Schnee erwarten. Das ist im Vergleich zum Norden recht oft. Die Wahrscheinlichkeit für Schnee an den Weihnachtstagen liegt an Nord- und Ostsee unter 10 Prozent.

Eine schöne Tradition für die Kinder: der Adventskalender. Er hängt als Brauch der Vorweihnachtszeit ab 1. Dezember in vielen Kinderzimmern. Jeden Tag darf eines der 24 Felder geöffnet werden, um ein Bildchen anzuschauen oder eine Süßigkeit zu entnehmen.

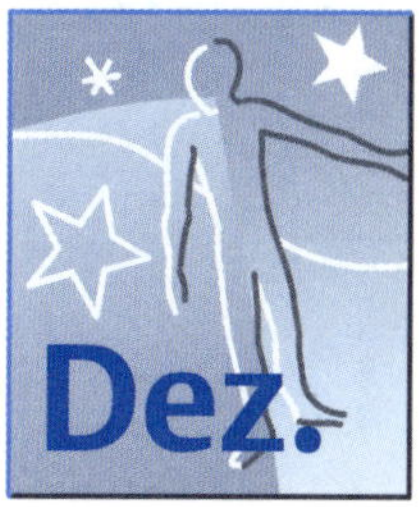

Jan.
Feb.
Juni
Juli
Aug.
Sept.
Okt.
Nov.

Das Jahr endet mit Silvester und mit einem klugen Bauernspruch, dessen Gültigkeit niemand bezweifelt: „Friert zu Silvester Berg und Tal – geschieht's dies Jahr zum letzten Mal".

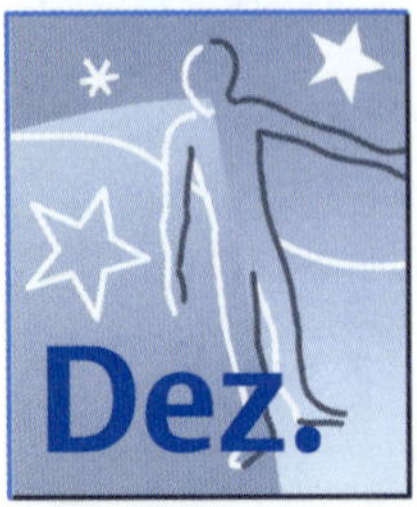

Die Skisaison wird eingeläutet

Aber auch die Herzen der Wintersportler schlagen in dieser Zeit höher. Sie tummeln sich zum ersten Mal in großer Schar auf den Pisten. Die Feiertage laden zum ersten Urlaub im Schnee ein. Familien haben mit ihren Kindern die Ski- und Rodelausrüstungen aus dem Sommerschlaf geweckt und sind in die Berge gefahren. Weihnachtsferien!

Enttäuschung breitet sich allerdings dann bei den Schneehungrigen aus, wenn der Schnee im Gebirge erst fällt, wenn die Ferien vorüber sind. Damit verdirbt das ungeliebte Tauwetter in dieser Zeit vielen Weihnachts-Wintersportlern den Skiurlaub. Bis in die Höhenlagen schmilzt der Schnee.

Bewegen Sie sich viel an der frischen Luft

Und dennoch können diese wenigen Tage hohen Erholungswert haben – egal, ob mit oder ohne Schnee. Der Aufenthalt in der winterlichen Natur mit all ihren Einflüssen auf den Menschen ist wichtig, um auch jetzt fit zu bleiben. Wenn man den Winter so nimmt, wie er ist, und sich nicht ärgert, wenn kein Schnee liegt, dann ist eine gute Erholung gesichert. Frische und kalte Luft trainieren die Hautgefäße, härten ab und regulieren das Wärme- und Kälteverhalten. Um die Gegensätze von Temperaturen im Zimmer und im Freien auszugleichen, ist eine vernünftige, der Witterung angepaßte Kleidung das A und O. Wer den „Zwiebel-Look" wählt, wird sich unnötiger Schichten schnell entledigen. Schwitzen und Frieren ist dann kein Thema, und möglichen Erkältungen wird so vorgebeugt.

Machen Sie sich im Dezember startklar für das nächste Jahr. Machen Sie Ihr Badezimmer zu Ihrem eigenen Fitneßraum:

- Nutzen Sie die Kneipp-Anwendungen bereits am frühen Morgen; duschen Sie warm und kalt (s. S. 146).
- Kneippsche Güsse regen den Kreislauf an und beleben Ihren Geist; morgendliche Gesichtsgüsse dienen auch Ihrer Schönheit (s. S. 148).
- Lassen Sie kaltes Wasser in Ihre Badewanne ein; Wassertreten können Sie bereits am Morgen (s. S. 157).
- Warme Bäder am Abend verschaffen Ihnen Ruhe und Entspannung; sie sind wohltuend und fördern Ihren Schlaf.
- Nutzen Sie die Vielfalt von Kräutern, um Ihrem Körper und Ihrer Seele etwas Gutes zu tun (s. S. 159).

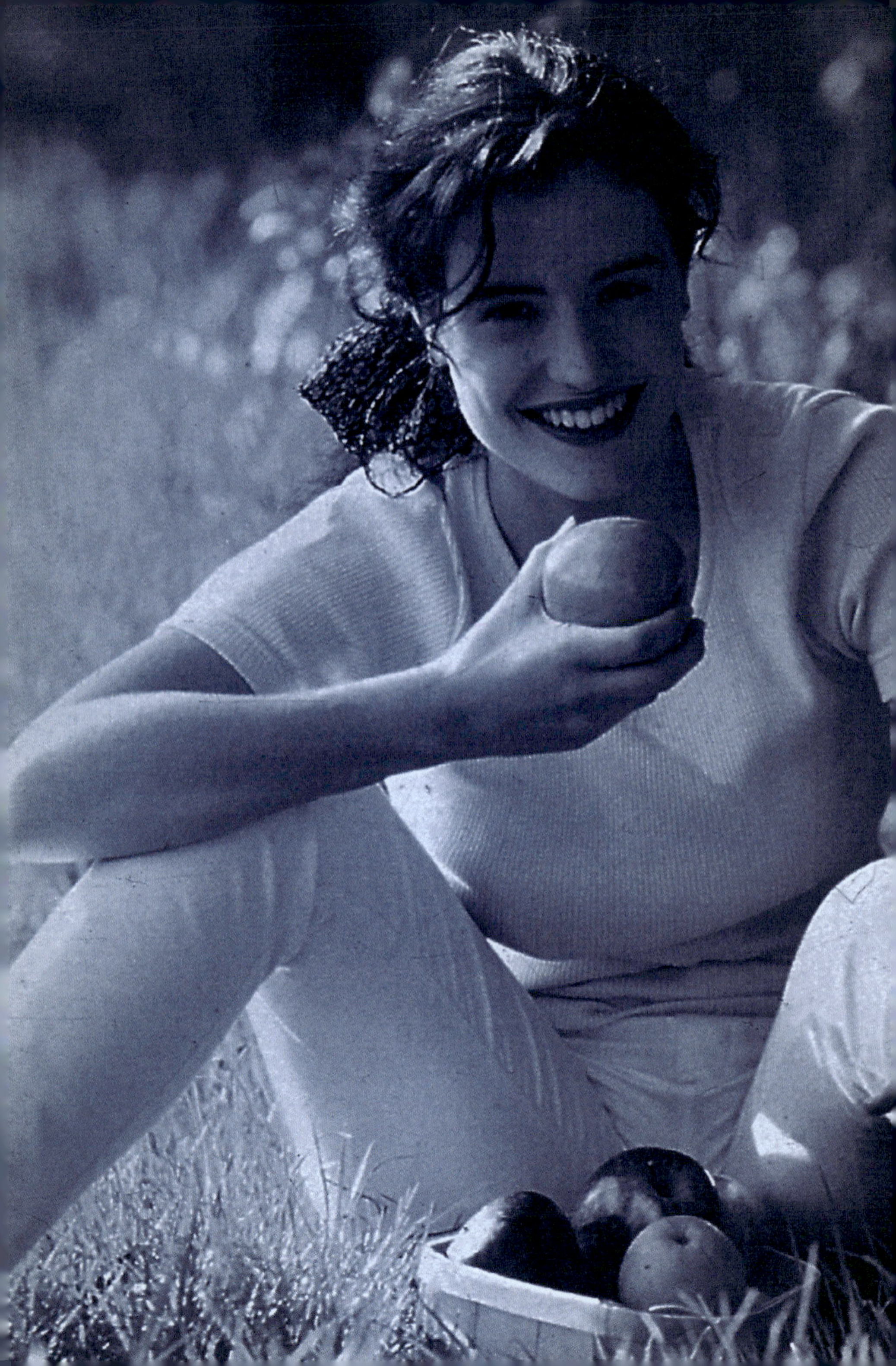

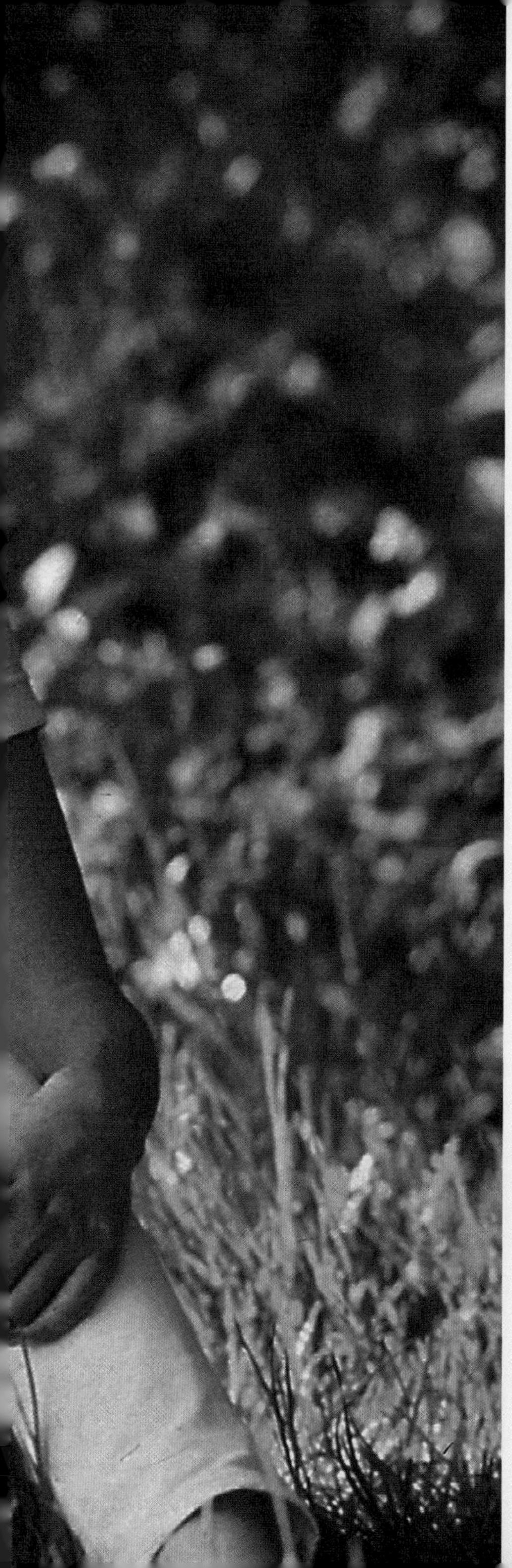

Fit bei jedem Wetter – ein Wochenprogramm

Den Unbilden des Wetters muß niemand ausgeliefert sein. Es gibt viele natürliche Maßnahmen, die Ihren Körper stärken und Ihr Wohlbefinden erhöhen. Probieren Sie das Wochenprogramm einfach aus.

Will man gegen die Unbilden des Wetters gefeit sein, dann steht die Abhärtung an erster Stelle. Abhärten bedeutet: die körpereigenen Regulationsmechanismen zu trainieren und die Widerstandskraft zu steigern. Dazu sind vor allem die Maßnahmen der Kneipp-Therapie bestens geeignet. Um sie in Ihren Tagesablauf einzubauen, bedarf es nicht mal viel zusätzlicher Zeit; viele der Anwendungen können einfach in das tägliche Körperpflegeprogramm integriert werden.

Die Seiten 143 bis 158 zeigen Ihnen 38 praktische Anwendungen, mit denen Sie vielerlei Wetterbeschwerden behandeln, aber auch den Körper widerstandsfähiger gegen Klimaeinflüsse machen können. Ab Seite 162 finden Sie dann ein Wochenprogramm, das für jeden Tag verschiedene Maßnahmen und viele zusätzliche Tips bereithält. Am Ende der Woche haben Sie eine ganze Palette kennengelernt und können nun entscheiden, was Ihnen besonders guttut und was Sie im Alltag beibehalten möchten.

Die Anwendungen von A - Z

Der Erfolg einer Kneipp-Behandlung ist um so nachhaltiger, je individueller man sie anwendet. Schematismus führt zum Mißerfolg. Jeder Mensch hat seine eigenen Reaktionen auf Wärme und Kälte, Einflüsse von Wasser und Bewegung, Anspannung und Erholung. Außerdem soll eine selbst festgelegte und sinnvolle Therapie Spaß bereiten, langanhaltende Wirkungen zeigen und den ersehnten Erfolg garantieren. Dazu muß man einige wichtige Regeln beachten:

Regeln für die Kneipp-Anwendungen

- Zu Beginn wenden Sie kleinere Maßnahmen an; eine Steigerung der Intensität erfolgt im Laufe der Behandlung. Kleine Anwendungen sind z.B. die Waschungen, Abreibungen, Auflagen, Wickel, ansteigende und wechselwarme Fuß- und Armbäder, Wassertreten und Körperteilgüsse.
- Führen Sie große Anwendungen in den Vormittagsstunden durch, wie z.B. Überwärmungsbäder, kalter und heißer Vollguß und Oberguß, Russisch-römisches Dampfbad, Dreiviertel- und Ganzpackungen. Nachmittags bevorzugt man mittelschwere (ansteigende, kalte und wechselwarme Sitz- und Halbbäder, warme Bäder mit Badezusatz, Sauna), früh und abends leichte Maßnahmen (siehe oben).
- Kalte Anwendungen dürfen Sie niemals an kalten Körperteilen durchführen. Erst erwärmen – dann den Kaltreiz geben; also bei kalten Füßen zunächst beide Füße ins warme Wasser stellen.
- Beginnen Sie die Wasseranwendung am Körper stets herzfern – am rechten Bein.
- Bei Therapiebeginn sollten Sie zunächst wechselwarme Reize anwenden – sie sind milder und werden gut vertragen. Später können sie immer kälteres Wasser verwenden.
- Machen Sie vormittags und am frühen Nachmittag lieber Wärmebehandlungen. Ihr Körper befindet sich noch in der Erwärmungsphase, empfindliche Menschen erwärmen sich nach einer Kaltanwendung nicht ausreichend. Wärmeanwendungen werden besser vertragen.
- Ab etwa 15.00 Uhr befindet sich Ihr Körper in der Warmphase, er hat sich im Laufe des Tages aufgeheizt. Kaltreize werden besser beantwortet und in der Regel gut vertragen.
- Jeder Mensch reagiert auf Wärme und Kälte individuell – je nach Abhärtung. Wählen Sie jene Wasseranwendungen aus, die Ihnen auch wirklich bekommen. Die Gefäße Ihrer Haut müssen angemessen auf den Reiz reagieren.
- Belasten Sie Ihren Körper nicht unmittelbar nach den Mahlzeiten mit der Therapie – sie wird schlecht vertragen. Das Blut wird zur Verdauung benötigt!
- Ruhen Sie eine halbe bis eine Stunde nach – die Wirkungen werden verstärkt. Geist und Seele beruhigen sich, Wohlbefinden wird geschaffen, es stellt sich ein langanhaltender Effekt ein.

Wenn Sie sich mit den Richtlinien für eine kurmäßige Kneipp-Therapie vertraut gemacht haben, können Sie an die „Arbeit“ gehen.

Was Sie für die Anwendungen brauchen

- Abklatschung
  - 1 zu einem etwa 8 cm breiten Streifen gefaltetes Handtuch
  - 1 Gefäß mit 2 bis 3 Liter kaltem Wasser
  - 1 trockenes Handtuch
- Ansteigende Armbäder
  - Waschbecken mit Heiß- und Kaltzulauf
  - Thermometer
  - Zeituhr
  - Handtuch
- Fußbad, wechselwarm
  - 1 Gefäß mit warmem Wasser von etwa 38 bis 39 Grad
  - 1 Gefäß mit kaltem Wasser aus der Wasserleitung
  - Hocker oder Stuhl
  - Handtuch
- Güsse
  - Duschschlauch – Kopf einfach abschrauben
  - im Sommer tut es auch ein alter Gartenschlauch
  - Handtuch
- Kompressen
  - 3 Handtücher
  - 1 Gefäß mit heißem Wasser von etwa 80 Grad
  - 1 Wasserkessel mit siedendem Wasser zum Nachgießen
  - 1 Wolltuch zum Abdecken

- Waschungen, wechselwarm
  - 2 mehrfach gefaltete Leinen- oder Baumwolltücher, Größe etwa 20 bis 25 cm
  - 1 Gefäß mit 2 bis 3 Liter heißem Wasser von etwa 50 Grad
  - 1 Gefäß mit 2 bis 3 Liter leitungskaltem Wasser
  - 1 Handtuch
- Kalte Waschungen, Abreibungen
  - 1 mehrfach gefaltetes Leinen- oder Baumwolltuch von etwa 20 bis 25 cm
  - 1 Gefäß mit 2 bis 3 Liter leitungskaltem Wasser
  - 1 Handtuch
- Wickel
  2 Tücher je nach Größe des Körperteils; inneres Tuch aus Leinen, äußeres Tuch aus Molton (etwa 5 bis 6 cm breiter als das innere Tuch)

Abklatschung

Wirkung
- verbessert die Durchblutung des Rückens
- Vertiefung der Atmung

Falten Sie ein Handtuch doppelt, tauchen Sie es in kaltes Wasser, und wringen Sie es gut aus. Schlagen Sie mit leichtem Druck auf die Rückenpartie des zu Behandelnden. Beginnen Sie oben, und wandern Sie langsam nach unten. Nach nochmaligem Eintauchen und Auswringen führen Sie die Abklatschungen von unten nach oben aus. Anschließend sollte unter der Bettdecke etwa 30 Minuten nachgeruht werden, damit sich ein angenehmes Wärmegefühl einstellt.

Abreibung

Wirkung
- durchblutungsfördernd

Reiben Sie mit einem feuchten Frottiertuch, das Sie in kaltes Wasser getaucht und leicht ausgewrungen haben,

Ihren Körper ab. Beginnen Sie mit langen Strichen an den Beinen. Erneuern Sie die Kälte des Tuches durch Eintauchen in kaltes Wasser. Reiben Sie Arme, Brust und Bauch ab. Mit mehr oder weniger starkem Druck können Sie zusätzlich einen mechanischen Reiz ausüben. Bei einer Nachruhe von 30 Minuten unter der Bettdecke verspüren Sie eine wohltuende Wärme am ganzen Körper.

Anschwemmung

Wirkung
- löst Druck und Schmerzen im Kopf
- hilft bei Hitze- und Kältegefühl im Gesicht
- härtet die Gesichtshaut ab

Klatschen Sie sich mehrmals aus Ihren hohlgehaltenen Händen kaltes Wasser in Ihr Gesicht, bis Sie ein Kältegefühl verspüren. Trocknen Sie Ihr Gesicht ab. Schnell werden Sie ein Wärmegefühl empfinden.

Armbad, in der Temperatur ansteigend

Wirkung
- gefäßerweiternd bei Kopfschmerzen, Asthma, Bluthochdruck
- verbessert die Herzdurchblutung

Tauchen Sie beide Arme bis über die Ellenbogen in etwa 36 Grad warmes Wasser. Nutzen Sie dazu Ihr Waschbecken. Gießen Sie oder lassen Sie aus dem Wasserhahn im Laufe von 10 bis 15 Minuten heißes Wasser hinzu, bis die Temperatur am Ende des Bades etwa 40 Grad erreicht hat. Zum Abschluß kühlen Sie Ihre Arme mit kaltem Wasser ab und frottieren sie trocken.

Armbad, wechselwarm

Wirkung
- kreislaufanregend bei niedrigem Blutdruck und Erschöpfung
- stabilisiert das vegetative Nervensystem

Benutzen Sie zwei Gefäße, eins mit möglichst kaltem, eins mit warmem Wasser von 36 bis 38 Grad. Tauchen Sie Ihre Arme für 3 bis 4 Minuten in das warme Wasser, und wechseln Sie für 15 bis 20 Sekunden in das kalte. Nach mehrmaligem Wechsel beenden Sie das Bad mit einem kalten Abguß, oder lassen Sie die Arme für kurze Zeit im kalten Wasser.

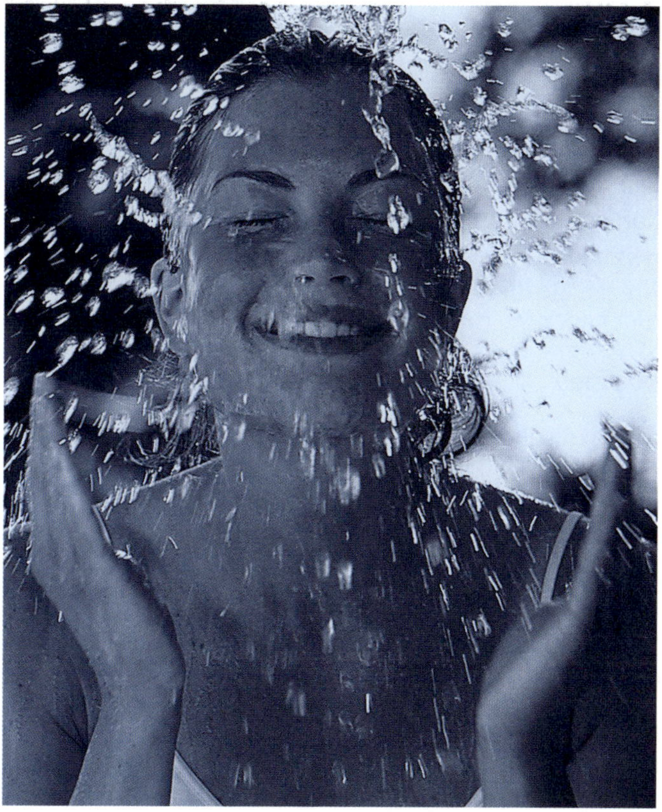

Die Anschwemmung kühlt das Gesicht und macht munter.

Bad, warm (s.a. Kräuterbad, S. 151)

Zum Aufwärmen, aber auch gegen Streß, Hektik und Ärger oder einfach nur, wenn die Seele und der Körper „frieren", wirkt ein Vollbad von 38 bis 40 oder 42 Grad oft Wunder. Benutzen Sie dazu die verschiedenen Kräuter als Zusätze oder Badeöle, um spezielle Wirkungen wie Entspannung, Anregung, Linderung von Schmerzen, Verbesserung der Durchblutung oder Hautheilung zu erzielen. Ruhen Sie nach einer Badedauer von maximal 20 bis 30 Minuten für eine halbe Stunde nach.

Wirkung
- erwärmend
- schlaffördernd
- beruhigend
- entkrampfend

Wirkung
- abhärtend
- abkühlend und erfrischend
- nervenkräftigend
- stoffwechsel-anregend

Bad, kalt

Lassen Sie kaltes Wasser (12 bis 18 Grad) in Ihre Badewanne. Ihr Badezimmer muß warm sein. Tauchen Sie für 20 bis 25 Sekunden unter, später auch länger. Sie können das je nach Befindlichkeit mehrmals wiederholen. Frottieren Sie Ihren Körper kräftig ab. Das durchwärmt besonders gut. Wenn Ihnen noch kalt ist: im Bett aufwärmen oder aktiv bewegen. Nutzen Sie dieses Bad zur Abkühlung im heißen Sommer.

Wirkung
- warme Dusche: beruhigend, erwärmend
- kalte Dusche: erfrischend, vitalisierend

Duschen

Duschen geht schnell, spart Wasser und ist der beste Muntermacher am Morgen und eine Wohltat am Abend. Benutzen Sie wohlriechende Duschgele, drehen Sie warmes und kaltes Wasser nach Ihrem Empfinden auf. Als Abgehärteter sollten Sie Ihre kalte Dusche nicht missen. Wollen Sie Behaglichkeit empfinden, duschen Sie lauwarm. Wenn Sie häufig Ihre Dusche benutzen, verwenden Sie rückfettende Emulsionen, damit Sie Ihrer Haut keinen Schaden zufügen. Ist die schützende Fettschicht „weggeduscht“, können juckende Ekzeme entstehen. Beenden Sie das Duschbad mit kalt. So fühlen Sie sich frisch und leistungsfähig.

Wirkung
- regen den Kreislauf an
- erhöhen einen niedrigen Blutdruck
- machen munter
- abhärtend

Duschen, wechselwarm

Bei dieser Duschart wird der wechselwarme thermische Reiz gemeinsam mit der mechanischen Wirkung der prasselnden Wassertropfen genutzt. Wechseln Sie zeitlich zwischen warm und kalt in einem Verhältnis von 10 : 1 und wiederholen Sie die Prozedur mehrmals. Stehen Sie nicht steif und still im Wasserstrahl, sondern bewegen Sie sich. Sie können den Duschkopf auch über die einzelnen

Körperpartien führen: mit den Beinen beginnen, Arme, Bauch, Brust und Rücken. Beenden Sie nach mehrmaligem Wechseln der Temperatur mit einem kalten Wasserstrahl.

Fußbad, in der Temperatur ansteigend

Benutzen Sie eine hohe Schüssel oder einen Eimer, in die Sie Ihre Beine bis über die Knöchel stellen können. Durch Zugießen von heißem Wasser erhöhen Sie innerhalb von 15 Minuten die Temperatur von 36 bis 37 Grad auf 39 bis 42 Grad. Mit einem kalten Abguß beenden Sie das Fußbad. Frottieren Sie die Füße gut ab, und ziehen Sie warme Strümpfe an, oder bewegen Sie die Füße ausreichend.

Wirkung
- erwärmend bei kalten Füßen
- lindernd bei Harnwegsinfekten
- hilft bei Kopfschmerzen

Fußbad, warm

Füllen Sie 36 bis 38 Grad warmes Wasser in einen Eimer und stellen Sie Ihre Füße hinein. Das Wasser sollte bis knapp unter die Knie reichen. Nach 10 bis 15 Minuten die Füße kurz kalt abbrausen.

Wirkung
- durchblutungsfördernd
- schlaffördernd
- beruhigend

Fußbad, wechselwarm

Sie benötigen zwei größere Gefäße. Stellen Sie die Füße etwa 3 bis 4 Minuten in das warme Wasser (etwa 38 Grad), und wechseln Sie für 15 bis 20 Sekunden in das kalte Wasser. Beenden Sie nach mehrmaligem Wechsel nach 20 Minuten das Bad, indem Sie als Abschluß die Füße kurz in das möglichst kalte Wasser stellen und anschließend gut abfrottieren. Warme Strümpfe halten Ihre Füße für lange Zeit warm.

Wirkung
- Gefäßtraining für Füße und Beine
- abhärtend
- kreislaufstabilisierend

Wirkung
- erwärmend für Füße und Beine
- trainiert die Muskulatur
- hält die Füße und Gelenke beweglich

Fußgymnastik

Führen Sie folgende Übungen durch: Zehenstand, leichtes Springen auf den Zehenspitzen, Fersengang mit hochgezogenen Zehen, Fußkreisen, Heben und Senken eines Fußes, Laufen auf der Stelle, Radfahren im Liegen mit kräftigen Fußbewegungen. Sie werden bald ein deutliches Wärmegefühl verspüren.

Wirkung
- durchblutungsfördernd in Beinen und Körper
- gefäßtrainierend

Gehen

Gehen Sie öfter einmal zu Fuß, denn der Fußweg ist der beste Weg zur Gesundheit. Wenn Sie Ihr Herz-Kreislauf-System trainieren wollen, müssen Sie mindestens 60 Kilometer in der Woche gehen. Das Gehtempo sollte dabei 100 bis 120 Schritte in der Minute betragen. Nutzen Sie Ihre Mittagspause: 10 Minuten können durch einen Spaziergang sinnvoll „vergehen".

Wirkung
- löst Kopfschmerzen
- vitalisierend
- durchblutend und straffend für Gesichtshaut

Gesichtsguß (s. Güsse S. 149)

Beugen Sie sich über das Waschbecken und gießen Sie aus einem Becher, einem kleinen Topf oder einer kleinen Gießkanne kaltes Wasser vom Haaransatz breitflächig über das Gesicht. Die Anweisung von Sebastian Kneipp ist sehr genau: Setzen Sie an der rechten Schläfe an, und ziehen Sie den Strahl abwärts zum Kinn. Steigen Sie zur linken Schläfe auf, und führen Sie das Wasser etwa dreimal quer über die Stirn. Danach begießen Sie die andere Seite von der linken Stirn bis zur Schläfe und führen den Wasserstrahl abwärts zum Kinn, so daß das ganze Gesicht benetzt ist. Während der Prozedur atmen Sie durch den geöffneten

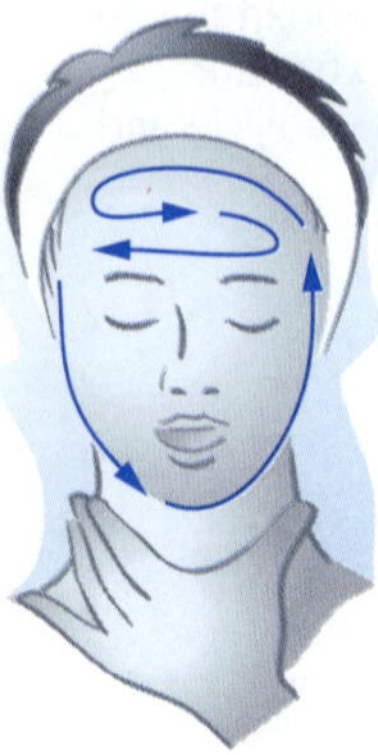

Führung des Wasserstrahls beim Gesichtsguß.

Mund. Damit Ihre Kleidung nicht naß wird, umgreifen Sie die Gegend des Kehlkopfes mit einer Hand, indem Sie den Daumen abspreizen. Wiederholen Sie den Guß 3- bis 10mal, bis Sie ein Gefühl von Kälte im Gesicht verspüren. Trocknen Sie Ihr Gesicht gut ab.

Gesichtsdampfbad

Geben Sie in eine Schüssel mit heißem Wasser Kräuterzusätze wie Kamille, Lindenblüten, Heublumen u. ä. Bedecken Sie Ihren Kopf mit einem großen Tuch. Beugen Sie sich etwa 5 bis 6 Minuten darüber. Heben Sie ab und zu das Tuch an, um kräftig durchzuatmen. Beenden Sie das Bad mit kaltem Wasser als Gesichtsguß (s. S. 148), Anschwemmung (s. S. 144) oder Kompresse (s. S. 151). Die Poren ziehen sich wieder zusammmen, und Sie sind erfrischt.

Wirkung
- pflegend bei Hautunreinheiten
- hautstraffend
- lindernd bei Erkältung, Schnupfen, Husten

Güsse

Alle Güsse sind von Sebastian Kneipp erarbeitet worden: „Kneippsche Güsse“. Sie können an allen Körperteilen kalt oder wechselwarm angewendet werden. Voraussetzung ist allerdings, daß der Körper immer gut durchwärmt ist.

Benutzen Sie einen Schlauch. Dazu schrauben Sie den Brausekopf vom Duschschlauch ab. Das ist nötig, weil der Brausekopf das Wasser mit Luft verwirbelt und die Luft die Wirkung des kalten Wassers abschwächt. Mit einem Schlauch umhüllt das Wasser ohne Druck den Körperteil wie ein Wassermantel. Es darf nicht spritzen! Der Strahl sollte etwa fingerdick sein und etwa fingerlang aufsteigen, wenn Sie den Schlauch nach oben halten. Führen Sie den Strahl von den Spitzen der Gliedmaßen allmählich

Verschiedene Güsse sind hier beschrieben:
- Gesichtsguß (s. S. 148)
- Knieguß (s. S. 150)
- Oberguß (s. S. 153)
- Schenkelguß (s. S. 154)
- Unterguß (s. S. 156)

zur Körpermitte. Damit vermeiden Sie eine plötzliche Mehrbelastung des Herzens. Hat sich die Haut leicht gerötet, verspüren Sie auch ein angenehmes Wärmegefühl. Sie fühlen sich erfrischt und belebt. Ihre Blutgefäße sind straffer, ihre Haut ist gut durchblutet.

Wirkung
- muskelstraffend

Gymnastik in der Badewanne

Im warmen Wasser sind alle Übungen leichter, die Gelenke beweglicher, die Muskeln locker und die Gefäße stärker durchblutet.

Lockern Sie Ihre Schultern durch Vor- und Zurückbewegen. Heben Sie Ihre Beine – das stärkt die Bauchmuskeln. In Seitenlage spreizen Sie die Beine ab – so straffen Sie die Hüftmuskeln. Um die Fußmuskeln zu stärken, erfassen Sie mit den Zehen einen Schwamm. Lassen Sie sich Ihre Lieblingsübungen einfallen. Zum Schluß legen Sie sich entspannt zurück und genießen Ihr Bad.

Wirkung
- hilft bei Unruhe, Herzklopfen und Hitzegefühl
- schlaffördernd

Herzauflage

Tauchen Sie einen Waschlappen in kaltes Wasser, wringen ihn aus und legen ihn auf Ihre Herzgegend. Darüber kommt ein trockenes größeres Tuch. Sie können den Waschlappen zwischendurch immer wieder in kaltes Wasser tauchen.

Wirkung
- durchblutungsfördernd
- venenkräftigend
- blutdrucksenkend
- beruhigend, schlaffördernd

Knieguß, kalt oder wechselwarm

Kneipp sagte zum klassischen Knieguß: „Er ist ein besonderer Freund der Füße, indem er in deren blutleere Adern das Blut lockt.“ Führen Sie den Schlauch oder das Gießgefäß von der Außenseite des rechten Fußes über den Fußrücken langsam bis kurz über das Knie. Dort verweilen Sie etwas und steigen an der Innenseite des Unterschenkels bis zum Fuß ab. Der linke Unterschenkel wird ebenso behandelt. Der zweite Teil des Gusses wird an der Vorderseite in gleicher Weise ausgeführt.

Sollten Sie sich für einen wechselwarmen Guß entschieden haben, beginnen Sie mit warm, wechseln auf kalt, wieder auf warm und schließen mit kalt ab.

Kompresse, heiß

Tauchen Sie einen weichen Stoff in kochendes Wasser und legen Sie ihn mit Hilfe eines Kochlöffels auf ein ausgebreitetes Handtuch. Durch Zusammendrehen des Handtuches pressen Sie das heiße Wasser weitgehend heraus. Legen Sie das fast trockene Tuch auf die entsprechende Stelle, decken Sie es mit einem trockenen Tuch ab. Drücken Sie das Tuch stärker auf die Haut, wenn Sie sich an die Hitze gewöhnt haben. Erneuern Sie die Kompresse mehrmals.

Wirkung
- schmerzlindernd bei Muskel- und Gelenkschmerzen
- wärmend für kalte Körperregionen
- Brustwickel: schleimlösend bei Erkältungen
- entkrampfend

Kompresse, kalt

Legen Sie ein kalt-feuchtes Tuch auf den betreffenden Körperteil. Wiederholen Sie die Kompresse mehrmals indem Sie das Tuch erneut in kaltes Wasser tauchen. Bei Schwellungen, Blutergüssen, Entzündungen und Schmerzen können Sie auch Kühlakkus aus dem Tiefkühlfach auflegen. Benutzen Sie aber stets eine Stoffunterlage, damit Ihre Haut keinen „Kälteschock“ bekommt.

Wirkung
- Hals: lindernd bei hochakuten Halsentzündungen
- Brust: lindernd bei akuter Bronchitis
- Lenden: verdauungsfördernd

Kräuterbad

Die aromatischen Dämpfe und Düfte gelangen über die Lungen und Haut in den Körper, um dort ihre speziellen Wirkungen zu entfalten.

Wirkung
- unterschiedlich, je nach verwendetem Badezusatz
- erwärmend
- entspannend

Stellen Sie einen Sud aus etwa 300 Gramm Kräutern her oder verwenden Sie fertige Badezusätze. Eine Badezeit von 20 bis 25 Minuten ist ausreichend. Streifen Sie das Wasser ab, hüllen Sie sich in einen Bademantel und ruhen Sie für eine halbe bis dreiviertel Stunde nach. Im Folgenden finden Sie eine Auswahl wirksamer Kräuterzusätze.

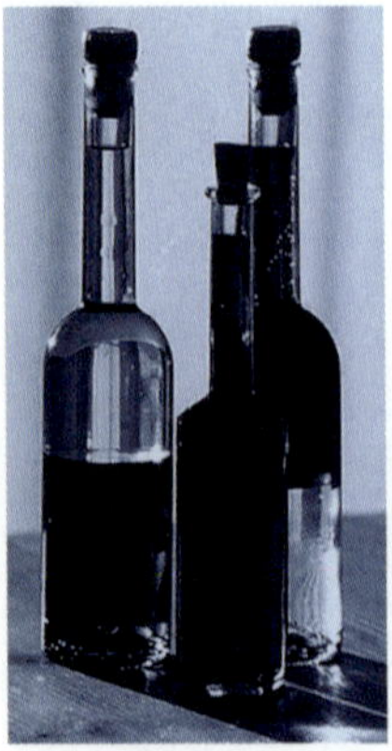

Ein Baldrianbad vor dem Zubettgehen beruhigt die Nerven und wirkt gegen Schlafstörungen. Das Bad ist Balsam, wenn die Seele „friert".

Ein Eukalyptusbad fördert den Auswurf und unterstützt die Heilung von Erkrankungen der Atemwege. Außerdem steigert es die Durchblutung, löst Verspannungen der Muskulatur und gibt ein Gefühl der Entlastung.

Ein Fichtennadelbad regt die Durchblutung an, vermittelt ein Gefühl der Wärme und entspannt die Muskulatur.

Ein Johanniskrautbad entspannt nach einem anstrengenden Tag die Nerven und die Psyche. Es hilft sehr gut bei depressiven Verstimmungen.

Ein Kamillenbad pflegt die Haut, lindert Entzündungen und andere Hauterkrankungen. Es ist ein ausgesprochenes Pflegebad für empfindliche und belastete Haut.

Ein Lindenblütenbad beruhigt und sorgt für einen guten Schlaf.

Ein Kastanienextraktbad ist ein bewährtes Mittel gegen müde und strapazierte Beine und Füße.

Ein Lavendelölbad regt die Durchblutung der Haut an und wirkt gegen kalte Füße. Es beruhigt auch die Nerven und fördert den Schlaf.

Ein Melissenölbad beruhigt und löst Krämpfe der glatten Muskulatur. Menstruationsbeschwerden werden gelindert, Schlafstörungen lassen nach, die Haut wird besser durchblutet.

Ein Rosmarinbad gibt der Haut ein rosiges Aussehen, aktiviert den Kreislauf und hilft bei niedrigem Blutdruck.
Ein Thymianbad oder Quendelkrautbad entkrampft die Bronchien und fördert den Auswurf. Es hilft sehr gut bei Erkrankungen der Luftwege.

Oberguß (s. Güsse S. 149)

Für die Ausführung benötigt man eine Person zur Hilfe. Stützen Sie sich mit beiden Händen auf einen Hocker, der in der Badewanne oder Dusche steht. Nehmen Sie Ihren Kopf in den Nacken, um das Haar nicht zu durchnässen. Der Strahl wird von der rechten Hand an der Außenseite des Armes bis über die Schultern hochgeführt. Dann geht es über den Rücken und die Wirbelsäule etwas hinunter und wieder hinauf bis über die linke Schulter. Der erste Gang wird an der Außenseite des linken Armes abwärts bis zu den Händen beendet. Im zweiten Durchgang gleitet der Wasserstrahl von der rechten Hand aus über die Innenseite des rechten Armes zur Schulter hoch, weiter in Kreisen über die Brust zur Innenseite des linken Armes und zur Innenfläche der linken Hand hinab.

Wirkung
- durchblutungsfördernd für die Organe des Brustkorbs und den Rücken
- abhärtend
- belebend

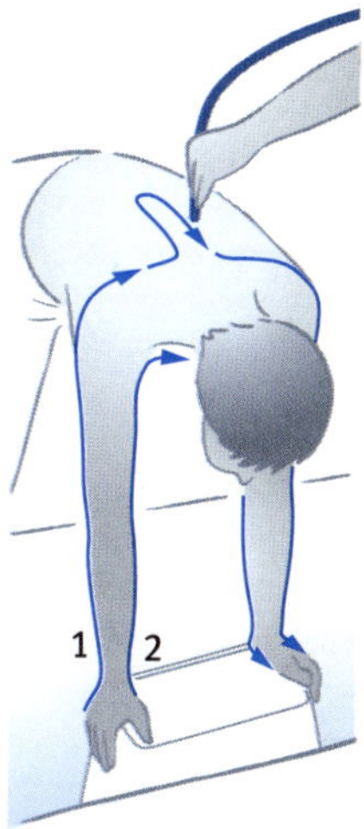

Führung des Wasserstrahls beim Oberguß.

Pulskühlung

Lassen Sie kaltes Wasser über beide Handgelenke fließen, bis Sie die Kälte deutlich empfinden. Diese Abkühlung können Sie mehrmals wiederholen.

Wirkung
- beruhigend bei Herzklopfen und Unruhe
- erfrischend, kühlend

Wirkung
- abhärtend
- entspannend
- vegetativ ausgleichend

Sauna

Das Saunabad sollte nach einem wohlgeordneten Ritual ablaufen: Waschen Sie sich zunächst unter der Dusche. Achten Sie auf einen gut durchwärmten Körper, besonders auf warme Füße. Trocknen Sie sich gut ab, bevor Sie den Schwitzraum betreten. Vorher sollten Sie Blase und Darm entleert haben. Treten Ihnen die ersten Schweißperlen auf die Stirn oder beginnen Sie am Körper zu schwitzen, gehen Sie aus dem Heißraum und kühlen sich nach einem kurzen Luftbad mit kaltem Wasser ab. Je nach Wohlgefühl wählen Sie zwischen kalter Waschung, kaltem Guß oder Schwalldusche. Sind Sie passionierter Saunist, können Sie nach dem Duschen auch im Kaltwasserbecken untertauchen. Ein anschließendes kühles Luftbad werden Sie als angenehm empfinden. Beenden Sie nach 2 bis 3 Gängen Ihren Saunabesuch mit einer halben Stunde Nachruhe in einem gesonderten und ruhigen Raum. Planen Sie für Ihren Saunabesuch mindestens 2 Stunden Zeit ein.

Wirkung
- entstauend und belebend bei Beinbeschwerden
- venenstärkend

Schenkelguß, kalt (s.a. Güsse S. 149)

Führen Sie den Wasserstrahl vom Fußrücken aus an der Außenseite des rechten Beines zur Leistengegend. Dort verharren Sie etwas und gehen an der Innenseite des Beines bis zum Fuß abwärts. Auf der linken Seite verfahren Sie ebenso. Trocknen Sie die Beine nur flüchtig ab, und ruhen Sie unter einer Decke 30 Minuten nach. Sofortiges Gehen steigert die Durchblutung und Erwärmung.

Schwitzpackung

Zur Vorbereitung führen Sie ein Fuß- oder Halbbad mit ansteigender Temperatur durch. Anschließend lassen Sie sich in ein trockenes Laken einhüllen, um das eine Wolldecke gelegt wird. Darüber kommt das Federbett. Trinken Sie vorher etwas Heißes, z.B. eine Tasse Lindenblütentee. Das fördert das Schwitzen. Nach etwa einer Stunde, in der Sie angenehm schwitzen, duschen Sie sich lauwarm ab und waschen sich abschließend kalt ab. Sie können auch kurz kalt abduschen. Zum erholsamen Nachdunsten legen Sie sich etwa eine Stunde ins Bett.

Wirkung
- lindernd bei Erkältungen
- Achtung: belastet Herz und Kreislauf

Sitzbad, kalt

Zu Beginn spülen Sie Ihr Gesicht mit kaltem Wasser ab. Stellen Sie sich in die etwa $^1/_3$ volle Badewanne mit kaltem Wasser, und setzen Sie sich so hin, daß das Wasser bis zum unteren Rippenbogen reicht. Sie können 2- bis 3mal eintauchen oder nach Empfinden auch 6 bis 20 Sekunden im kalten Bad sitzen bleiben. Behalten Sie aber Ihre Bekleidung des Oberkörpers an (etwas hochraffen, damit nichts naß wird), damit Sie dort warm bleiben. Nach dem Bad legen Sie sich ins Bett und dunsten noch 30 Minuten nach. Ist dies nicht möglich, bewegen Sie sich tüchtig.

Wirkung
- durchblutungsfördernd für die Bauchorgane
- anregend für Darmtätigkeit
- abhärtend

Trockenbürsten

Nehmen Sie eine für Ihre Haut geeignete Bürste mit härteren oder weicheren Natur- oder künstlichen Borsten. Beginnen Sie herzfern – am rechten Bein. Sie können es auf einen Stuhl stellen, um ein Bücken und Kopfsenken zu vermeiden. Ihre Füße einschließlich der Fußsohlen können Sie im Sitzen bürsten. Wer Krampfadern an den

Wirkung
- durchblutungsfördernd
- kreislaufanregend
- abhärtend
- macht die Haut zart

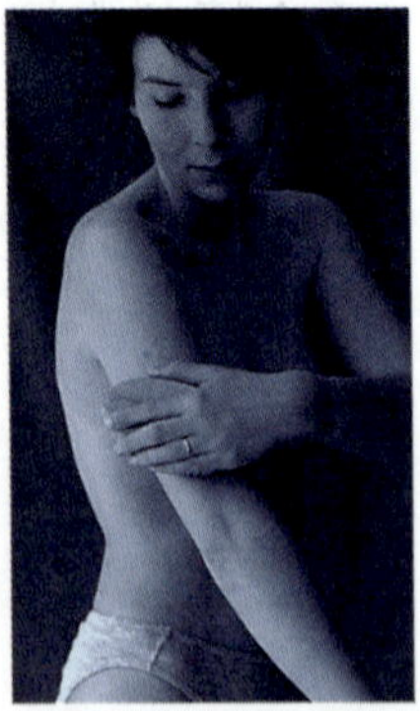

Beinen hat, meidet diese Stellen. Bürsten Sie mit langen Strichen, immer in Richtung Körpermitte, in folgender Reihenfolge: rechte Wade, Kniegelenk, Oberschenkel, Becken- und Kreuzbeingegend, rechter Arm, rechte Hand, linkes Bein, linker Arm, linke Hand. Schultern und die Vorderseite des Rumpfes bürsten Sie mit kreisenden Bewegungen. Zur Behandlung des Rückens eignen sich Bürsten mit langem Stiel und Gurte mit eingewebter Bürste. Übrigens: je rauher Sie die Haut behandeln, desto zarter wird sie. Eine Bürstenmassage sollte nicht mehr als 10 Minuten dauern.

Wirkung
- abkühlend

Unterarmtauchbad, kalt

Tauchen Sie beide Unterarme in ein Waschbecken oder einen Eimer mit kaltem Wasser. Sie empfinden nach wenigen Augenblicken eine wohlige Kühle. Schwitzen und Hitzegefühle verschwinden nach wenigen Minuten.

Wirkung
- durchblutungsfördernd im Bauchraum
- entstauend für die Beine

Unterguß, kalt (s. a. Güsse, S. 149)

Führen Sie wie beim Schenkelguß (s. S. 154) das kalte Wasser vom rechten Fußrücken aus an der Außenseite des Beines hoch und verweilen nun in der Kreuzbein- und Lendengegend, bis sich ein intensives Kältegefühl einstellt. Anschließend an der Innenseite des rechten Beines zum Fuß hinab, dann Seitenwechsel.

Wirkung
- durchblutend
- erwärmend
- entspannend

Vollbad, in der Temperatur ansteigend

Lassen Sie zu Ihrem wohltemperierten Badewasser allmählich heißes Wasser hinzufließen, so daß sich die Temperatur bis etwa 40 Grad erhöht. Beenden Sie das Bad unbedingt mit einer kalten Dusche, und legen Sie sich für eine halbe bis eine Stunde zur Nachruhe ins Bett.

Wärme, feucht

Durchtränken Sie ein Tuch mit warmem bis heißem Wasser, wringen Sie es aus, und legen Sie es auf die zu behandelnde Stelle. Darüber breiten Sie ein trockenes Tuch aus, auf das Sie eine Wärmflasche legen. Je nach Empfinden der warmen Temperatur können Sie unter der Wärmflasche mehrere Lagen von trockenen Zwischentüchern verwenden, die Sie einzeln entfernen. Die Wärmflasche darf nicht zu stark gefüllt sein, damit sie sich der Körperform besser anpassen kann.

Wirkung
- lindert Schmerzen in Gelenken
- löst krampfartige Oberbauchbeschwerden
- entspannt die Muskulatur
- durchwärmend

Waschung

Tauchen Sie ein mehrfach gefaltetes Leinentuch in kaltes Wasser, und beginnen Sie mit der Waschung am rechten Arm. Zuerst außen von der Hand bis zur Schulter, dann an der Innenseite bis zur Hand zurück. Danach führen Sie das Tuch an der Außenseite des Rumpfes aufwärts bis in die Achselhöhle. Drehen Sie es um, und vollführen Sie mehrere Längsstriche über Brust, Lenden und Beine. Anschließend tauchen Sie das Tuch erneut in das kalte Wasser. Nun waschen Sie Ihre linke Seite des Körpers, dann Rücken, Gesäß und die Rückseite der Beine. Sie brauchen sich nicht abzutrocknen. Legen Sie sich ins Bett, und ruhen Sie eine halbe Stunde nach.

Wirkung
- abhärtend
- kreislaufanregend
- durchblutungsfördernd

Wassertreten

Wassertreten können Sie zu Hause in der Badewanne oder in großen Schüsseln, aber auch im Freien in jedem flachen Gewässer durchführen. Die Höhe des Wassers sollte 20 bis 40 Zentimeter betragen. Ihre Füße müssen vorher unbedingt warm sein. Gehen Sie im „Storchengang“, bei dem Sie Ihre Beine bei jedem Tritt aus dem Wasser heben. Stellt sich ein leichtes Gefühl von Kälte und eine zart gerö-

Wirkung
- hilft bei kalten Füßen
- entlastend bei Krampfaderbeschwerden
- lindert gefäßbedingten Kopfschmerz

tete Haut ein, so ist die gewünschte Reaktion eingetreten. Streifen Sie mit den Händen das Wasser ab, und schlüpfen Sie mit noch feuchten Füßen in Ihre Strümpfe und Schuhe. Gehen Sie zügig weiter, bis Ihre Füße wieder warm sind.

Wirkung
- entspannend
- erwärmend
- schmerzlindernd

Wickel, kalt

Unter einem Wickel versteht man das Umwickeln eines Körperteils mit einem inneren, dünnen und feuchten Tuch aus Leinen, über das ein äußeres, breiteres und trockenes Tuch gewickelt wird. Ist Ihr Körper gut durchwärmt, können Sie um alle Teile ein kaltes, gut ausgewrungenes Tuch legen und ein wärmendes Tuch darüber wickeln. Durch den intensiven Kaltreiz wird eine anschließende Wärme empfunden, die lange anhält. Erwärmt sich der Körper nicht, müssen Sie mit einer Wärmflasche oder einer heißen Tasse Tee nachhelfen. Wenn Sie den Wickel abgenommen haben, waschen Sie die Haut kalt ab und frottieren sich kräftig ab.

Wirkung
- Erwärmung der Füße
- Durchblutung der Beine
- Festigung der Beinmuskulatur

Zehenstandübungen

Stellen Sie sich auf Ihre Zehen, und spannen Sie die Muskulatur der Beine an. Dabei spüren Sie eine Festigkeit in den Waden. Lassen Sie die Beinmuskeln locker, und stellen Sie sich auf die Fußsohlen. Gehen Sie mehrere Schritte auf den Zehen, heben Sie dabei die Arme in die Höhe, und strecken Sie Ihren Körper nach oben. Schnell werden Sie ein Gefühl der Ermüdung verspüren. Dann lockern Sie die Muskeln, und spannen Sie sie erneut mehrmals an.

Mit Heilkräutern gegen Wetterbeschwerden

Neben den gerade beschriebenen Maßnahmen kann man auch mit pflanzlichen Mitteln die Beschwerden bei Wetterfühligkeit vermindern. Die Pflanzenheilkunde – Phytotherapie genannt – hält dazu einige Heilkräuter bereit, die meistens sehr gut vertragen werden. Sie haben genau wie die Reize der Natur wenige Nebenwirkungen – oft sogar keine. Tees, Pflanzensäfte, Dragees oder Kapseln enthalten ausreichende Wirkstoffmengen, um einen guten Erfolg zu garantieren. Voraussetzung ist jedoch immer eine längere Einnahme. Die volle Wirkung beginnt erst nach 1 bis 4 Wochen.

Melisse, Johanniskraut, Tausendgüldenkraut, Hagebutte, Lindenblüte und Holunder bewirken oft Wunder.

Johanniskraut – das Gute-Laune-Pflänzchen

Johanniskraut gegen Winterdepression! Ein Slogan, den man ernst nehmen muß. Kalte, trübe und dunkle Tage sind die kritische Zeit für Menschen, die zur Schwermut neigen. Alles erscheint düster, grau und hoffnungslos – genau wie das Wetter im Herbst und Winter. Das sprichwörtliche „Schmuddelwetter" läßt die Stimmung auf Null sinken. „Schlechtes" Wetter und Lichtmangel legen sich auf Geist und Tatendrang.

Johanniskrauttee – so wird's gemacht:

- 1–2 TL Johanniskraut mit 1 Tasse kochendem Wasser überbrühen
- nach 10 Minuten abgießen
- morgens und abends je 1–2 Tassen davon trinken

Johanniskraut holt die Sonne in den Geplagten. Das in dieser Heilpflanze enthaltene Hypericin, ihr wichtigster Wirkstoff, verstärkt den positiven Einfluß des Lichtes auf das Gehirn. Angst, nervöse Unruhe und depressives Verhalten verringern sich oder verschwinden ganz und gar. Vereinfacht ausgedrückt: Graue, sonnenarme und unwirsche Tage werden durch das Johanniskraut zu Sonnentagen. Kurzum: Johanniskraut stärkt das Nervensystem von Wettergepeinigten.

Allerdings setzt die Wirkung nicht sofort bei der Einnahme ein. Nach 2 bis 3 Wochen hat man das Bedürfnis, sich mehr im Freien zu bewegen, die Reize des kalten Winters auf sich einwirken zu lassen. Spaziergänge sind gefragt – selbst bei „schlechtem" Wetter wieder erlebnisvoll. Frust und Ärger über die Unbilden von Herbst und Winter können mit dem Aufenthalt im Wetter abreagiert werden. Übrigens: Wer zur Winterdepression neigt, sollte sich zu Hause nicht in dämmrigen Zimmern aufhalten, sondern Licht anschalten. Helligkeit „hellt" auf!

Baldrian, Hopfen und Melisse – Kräutermix Nummer eins

Wirkt sich das Wetter bedrückend auf die Psyche aus, sind Schlaf, Konzentration, körperliche Leistung, Arbeit und Freizeit gefährdet. Nervosität, Antriebsarmut, Erschöpfung und Unausgeglichenheit machen den empfindsamen Menschen zu schaffen. Wer wetterfühlig ist, bemerkt seine Beschwerden besonders intensiv.

Wer dagegen mit Medikamenten eine Unterstützung suchen möchte, sollte zu pflanzlichen Arzneimitteln greifen. Wegen ihrer guten Wirkung und Verträglichkeit sind Baldrian, Hopfen und Melisse zu einem weltweit geschätzten Therapeutikum geworden. Sie werden gern kombiniert: Baldrian ist hauptsächlich für die Nervenberuhigung, Hopfen für einen erholsamen Schlaf und Melisse gegen Erregungszustände verantwortlich.

Eine regelmäßige Einnahme am Tage oder auch nur am Abend hilft dem Wetterfühligen besonders gut, seine Beschwerden zu verringern. So schafft man sich eine sanfte Ruhe aus der Natur.

Baldrian, Hopfen und Melisse

• Baldrian

Seit 2500 Jahren wird Baldrian mit Erfolg eingesetzt. Hauptindikation: Nervenberuhigung. Von den Engländern wird die Pflanze als „Allesheiler“ benannt. Auch bei höherer Dosierung stört Baldrian den normalen Schlafrhythmus in keiner Weise.

• Hopfen

Hopfen war als Wirtschafts- und Heilpflanze schon im alten Ägypten bekannt. Er wurde zur Herstellung des bereits damals verehrten Bieres nötig. Seine beruhigende Wirkung und der aromatische bittere Geschmack waren sehr beliebt. Sogar der Bodensatz des Bieres fand als Stärkungsmittel großen Anklang. Der wohltuend beruhigende Effekt wird hauptsächlich durch Bitterstoffe und ätherische Öle erzielt.

• Melisse

Melisse wird als „Götterkraut“ gegen Wetterleiden bezeichnet. Es ist das traditionell älteste Heilkraut gegen Wetterfühligkeit. Es stammt aus dem Orient und wächst besonders ergiebig am Mittelmeer. Als Melissengeist ist es weltweit bekannt und ein „Zauberkraut“ gegen den Wetterstreß geworden.

Andere Helfer aus der Natur

Weitere Heilpflanzen mit antidepressiver Wirkung und gegen Wetterfühligkeit sind Rosmarin, Ginseng, Eisenkraut, Frauenschuh, Lindenblüten, Helmkraut, Lavendel, Salbei und viele, viele andere. Bei regelmäßiger Anwendung als Tees, Tropfen, Kapseln oder Dragees kann man im Laufe der Zeit eine dicke Mauer gegen schädliche Wetterreize aufbauen – gewissermaßen ein dickes Fell.

Das Wochenprogramm

Lesen Sie sich bitte nochmals die allgemeinen Hinweise zu den Maßnahmen auf Seite 141 durch.

Ich möchte Ihnen nun ein Wochenprogramm anbieten, das Sie als einen Behandlungs*vorschlag* ansehen sollten. Individuelle Veränderungen, je nach Ihren Vorlieben und der Ihnen zur Verfügung stehenden Zeit, sind natürlich möglich. Falls Sie das Wochenprogramm in Ihren Urlaub legen, dann sollten Sie 4 Anwendungen pro Tag einplanen. Gleiches gilt für das Wochenende. Zu den Wasseranwendungen können Sie ein Bewegungsprogramm kombinieren. Je nach der zur Verfügung stehenden Zeit und Ihren individuellen Möglichkeiten sollten Sie auf eine Regelmäßigkeit der Aktivitäten achten.

Montag

Mo | Di | Mi | Do | Fr | Sa | So

Räkeln und Strecken im Bett

Räkeln Sie sich bereits im Bett. Strecken und dehnen Sie sich nach allen Seiten. Bewegen Sie Ihre Muskeln ganz bewußt. Atmen Sie tief ein und aus. Spannen Sie Ihre Beinmuskeln kräftig an, und lassen Sie locker – wiederholen Sie alles mehrmals.

Oberkörperwaschung

Führen Sie im gut durchwärmten Badezimmer eine Oberkörperwaschung durch (s. S. 157, Waschung). Legen Sie sich anschließend, feucht wie Sie sind, nochmal ins warme Bett, und ruhen Sie etwa eine halbe Stunde nach.

Gehen oder Fahrradfahren

Falls Sie arbeiten müssen, sollten Sie möglichst ein Stück zu Fuß gehen oder mit dem Fahrrad fahren. Oder holen Sie beim Bäcker frische Brötchen, aber auch das bitte zu Fuß. Das fördert Herz und Kreislauf, Atmung und Muskeln. Steigen Sie Treppen – das trainiert.

Knieguß

Sind Sie am Vormittag zu Hause, dann steht jetzt ein Knieguß auf dem Programm (s. S. 150), der Ihre Durchblutung fördern wird.

Eine gute Stunde nach dem Mittagessen steht dann ein wechselwarmes Armbad an. Es wirkt stabilisierend auf Ihr vegetatives Nervensystem.

Wechselwarmes Armbad

Am Nachmittag oder Abend sollten Sie einen Spaziergang machen, mindestens eine Stunde: der beste Weg zur Gesundheit ist der Fußweg – auch für Sie!

Spaziergang

Vor dem Zubettgehen duschen Sie wechselwarm mit Kaltabschluß (s. S. 146). Wenn Sie möchten, können Sie noch in der Badewanne Wasser treten, das führt zu einem erholsamen Schlaf.

Wechseldusche

Dienstag

Mo Di Mi Do Fr Sa So

Atmen Sie nach dem Aufstehen vor dem geöffneten Fenster die frische Luft tief ein – Atemübungen machen wach. Heben und senken Sie Ihre Arme, drehen Sie den Oberkörper nach rechts und links. Leichte Atemgymnastik mit verschiedenen Bewegungsübungen regen Herz- und Kreislauf an – seien Sie dabei erfinderisch.

Atemübungen

Bürsten Sie anschließend Ihren Körper mit einer Bürste – Trockenbürsten trainiert Haut und Gefäße (s. S. 155). Fangen Sie stets herzfern an – also am rechten Bein. Positiver Nebeneffekt: Ihre Haut wird zart.

Trockenbürsten

Führen Sie am Vormittag einen Schenkelguß durch.

Schenkelguß

Am Nachmittag könnten Sie sich sportlich betätigen. Vielleicht haben Sie eine Hobby-Sportart. Ist Ihnen beim Sport sehr warm geworden, probieren Sie anschließend die angenehm kühlende Wirkung eines Unterarmtauchbades aus (s.S. 156). Sind Sie sehr verschwitzt, dann duschen Sie anschließend; vergessen Sie nicht, mit kalt zu beenden!

Sport treiben

Unterarmtauchbad

Ganzkörperwaschung

Nach einem leichten Abendessen (mit vollem Bauch schläft es sich nicht gut) machen Sie im gut durchwärmten Badezimmer eine Ganzkörperwaschung (s. Waschung S. 157).

Mittwoch

Mo | Di | Mi | Do | Fr | Sa | So

Gesichtsguß

Nachdem Sie sich im Bett genüßlich geräkelt haben, wecken Sie sich mit einem Gesichtsguß auf (s. S. 148). Damit sind Sie fit und vital für den Tag.

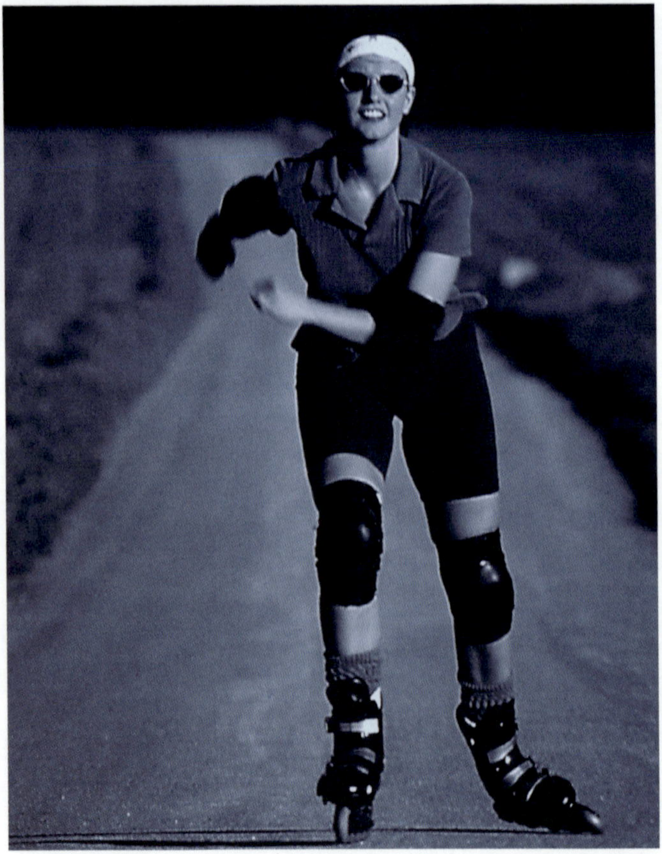

Probieren Sie doch mal eine neue Sportart aus. Wie wäre es mit Inline-Skating?

Knieguß

Hat Ihnen der Knieguß vom Montag gutgetan? Dann wiederholen Sie ihn am Vormittag. Vielleicht können Sie heute Ihren Einkauf zu Fuß erledigen? Meiden Sie dabei verkehrsreiche Straßen, vielleicht gibt es ja einen hübschen ruhigen Weg zum Supermarkt?

Radtour oder Spaziergang

Setzen Sie sich am Nachmittag zu einer Tour auf Ihr Fahrrad. Der längere Aufenthalt in Mutter Natur bietet mannigfache Reize. Belasten Sie sich Ihrem körperlichen Vermögen entsprechend – Ausdauer trainiert, Klima und Wetter härten ab. Wenn Sie arbeiten müssen, dann nutzen Sie einige Minuten Ihrer Mittagspause zu einem erholsamen und entspannenden Spaziergang. Bedenken Sie: Die meisten Menschen sitzen zuviel an ihrem Arbeitsplatz. Sie auch?

Wechselwarmes Fußbad

Für den Nachmittag steht weiterhin ein wechselwarmes Fußbad auf dem Programm. Ruhen Sie sich danach mit dicken Socken an den Füßen aus, vielleicht mit einer Tasse Kräutertee? Beruhigende Kräuter finden Sie auf Seite 160.

Kräuterbad

Am Abend verhilft Ihnen ein Kräuterbad (s. S. 151) zu einem wohlig warmen Körper und zu einem erholsamen Schlaf.

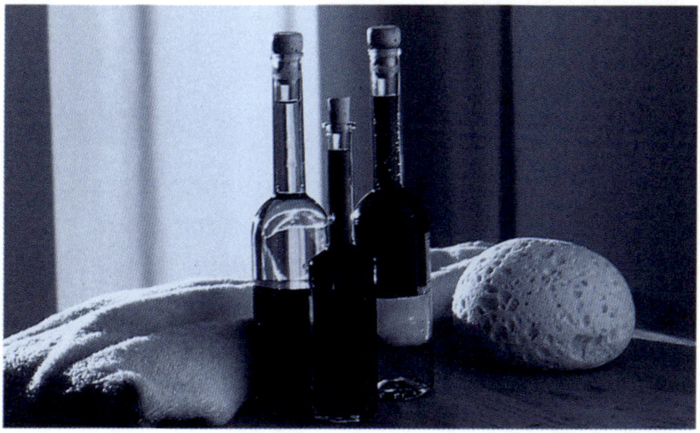

Donnerstag

Mo	Di	Mi	Do	Fr	Sa	So

Wechseldusche

Beginnen Sie den Tag mit einer Wechseldusche. Wenn Ihnen morgens das Wasser zu kalt ist, dann stellen Sie es auf lauwarm. Sie müssen sich dabei wohlfühlen.

Fußgymnastik

Am Vormittag stehen einige Minuten Fußgymnastik an (s. S. 148). Das hält die Gelenke beweglich und macht Spaß. Die Übungen können Sie auch gut an Ihrem Arbeitsplatz machen.

Gartenarbeit oder Spaziergang

Den Nachmittag nutzen Sie für Garten- oder Balkonarbeit – so Sie ein paar Quadratmeter zu pflegen und zu hegen haben. Die körperliche Arbeit an der frischen Luft und das Gefühl, etwas „getan" zu haben, werden Ihnen Wohlbefinden bereiten. Ansonsten machen Sie einen großen Spaziergang, vielleicht finden sich ja im Freundeskreis Gleichgesinnte?

Gesichtsdampfbad

Beenden Sie den Tag mit einem Gesichtsdampfbad (s.S. 149). Wählen Sie sich einen Kräuterzusatz aus, dessen Duft Sie mögen. Nicht nur bei einer beginnenden Erkältung ist ein Dampfbad eine Wohltat – auch Ihre Haut wird sich freuen. Cremen Sie sich anschließend gut ein, oder tragen Sie eine Gesichtsmaske auf, die Haut ist jetzt nämlich besonders aufnahmefähig.

Freitag

Mo	Di	Mi	Do	Fr	Sa	So

Bürstenmassage

Beginnen Sie den Tag mit einer Bürstenmassage am ganzen Körper. Nehmen Sie eine nicht zu harte Bürste und reiben Sie nicht zu fest, wenn Sie es nicht gewohnt sind.

Abklatschung

Wenn Sie möchten, dann probieren Sie am Vormittag eine Abklatschung aus (s. S. 143). Anschließend dürfen Sie sich nochmal für 30 Minuten ins Bett legen.

Gehen Sie am späten Nachmittag in die Sauna, vorausgesetzt: Sie sind Saunagänger. Wenn nicht – probieren Sie es aus. „Wer bis zur Sauna gehen kann, kann auch hineingehen", sagt ein finnisches Sprichwort. Machen Sie, bevor Sie den Saunaraum betreten, ein warmes Fußbad. Warme Füße sind eine wichtige Voraussetzung, um anschließend gut schwitzen zu können.

Sauna

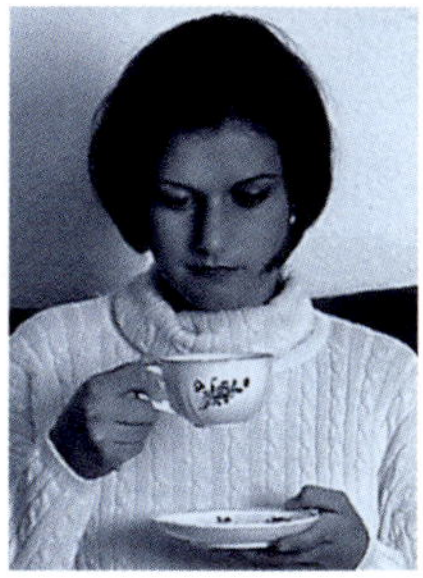

Gehen Sie an diesem Abend nicht zu spät ins Bett, meistens kann man nach der Sauna gut und fest schlafen. Vielleicht trinken Sie vor dem Zubettgehen noch eine Tasse Kräutertee, um die ausgeschwitzte Flüssigkeit zu ersetzen.

Kräutertee

Samstag

Mo	Di	Mi	Do	Fr	**Sa**	So

Heute morgen haben Sie die Wahl: Machen Sie eine morgendliche Wechseldusche oder eine Trockenbürstenmassage – ganz wie Sie möchten. Aber eine Anschwemmung (s. S. 144) sollte nicht fehlen.

Wechseldusche oder Trockenbürsten

Da Sie heute sicherlich mehr Zeit haben, verbinden Sie Ihren Wochenendeinkauf auf dem Rückweg mit einem Besuch im Frei- oder Hallenbad. Brust- oder Rückenschwimmen, allein schon der Aufenthalt im Wasser, sind beste Reize für Training und Abhärtung. Trifft man Freunde, macht es noch mehr Spaß. Nach dem Schwimmen: eine Wechseldusche, kalt beenden.

Schwimmen

Am Nachmittag können Sie heute die Zehenstandübungen ausprobieren (s. S. 158). Das festigt und durchblutet die Beine.

Zehenübungen

Warmes Fußbad und Fußmassage

Nach einem gemütlichen Samstagabend sorgt ein warmes Fußbad für eine wohltuende Nachtruhe. Wenn es mal wieder nötig ist: Verbinden Sie das Fußbad mit einer Pediküre, und enden Sie mit einer Fußmassage. Hornhaut hat so keine Chance!

Sonntag

Mo Di Mi Do Fr Sa **So**

Ganzkörperwaschung

Beginnen Sie den freien Tag mit einer Ganzkörperwaschung. Legen Sie sich anschließend noch etwa eine halbe Stunde ins Bett. Ein gesundes und abwechslungsreiches Frühstück läßt Ihre gute Laune weiter steigen. Nehmen Sie sich ausreichend Zeit dafür. Vielleicht bringt es Ihnen heute eines Ihrer Familienmitglieder sogar ans Bett?

Spaziergang, Sport, Wassertreten

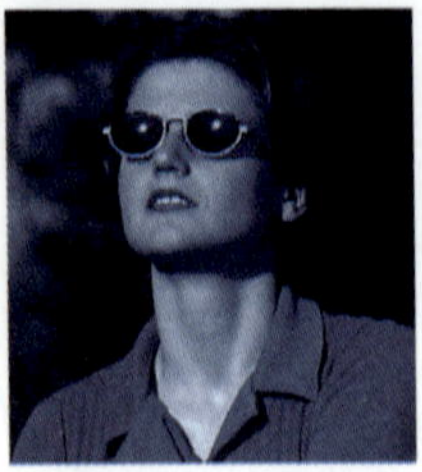

Gestalten Sie sich den Sonntag mit einem schönen Ausflug, mit einem Spaziergang oder mit Ihrem Lieblingssport. Auf jeden Fall sollten Sie so viel Zeit wie möglich draußen in der freien Natur verbringen. Wenn Sie auf Ihrem sonntäglichen Ausflug an einem See oder einem kleinen Fluß vorbeikommen, können Sie Wassertreten mal in der freien Natur ausprobieren.

Warmes Wannenbad

Zum Abschluß des Wochenprogramms steht heute nochmal ein warmes Wannenbad auf dem Programm. Wählen Sie sich je nach Befinden einen Badezusatz aus (s. S. 151). Schlaffördernd wirken Hopfen, Melisse und Baldrian. Diesmal nicht mit kalt beenden – gleich ins Bett legen. Die Feuchte enthält alle Wirkstoffe, deren Einfluß länger anhält, wenn man sich nicht abduscht.

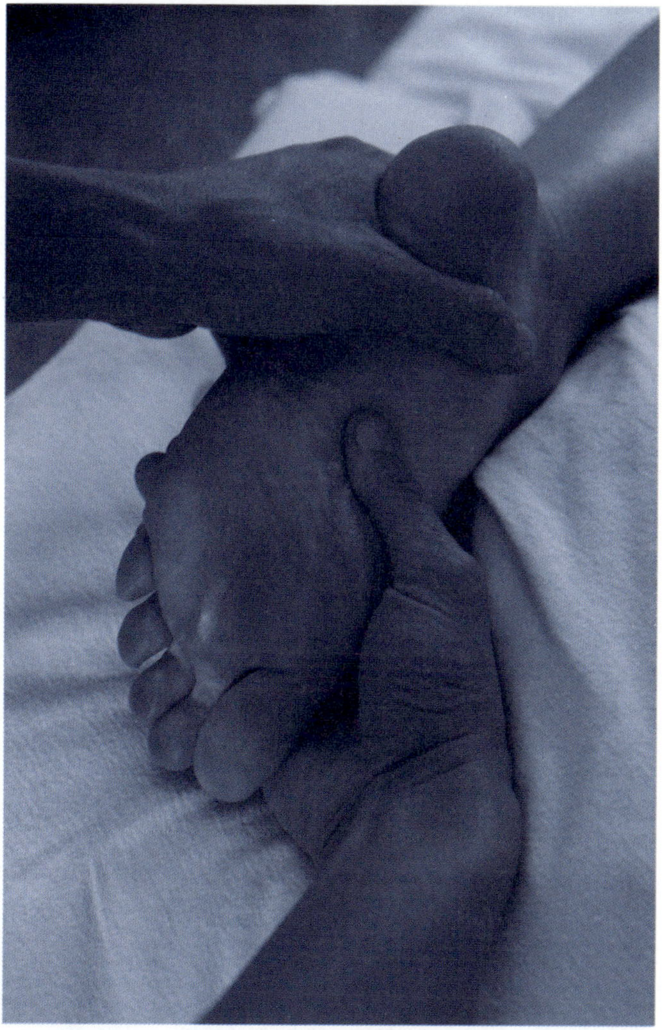

Eine Fußmassage entspannt den ganzen Körper.

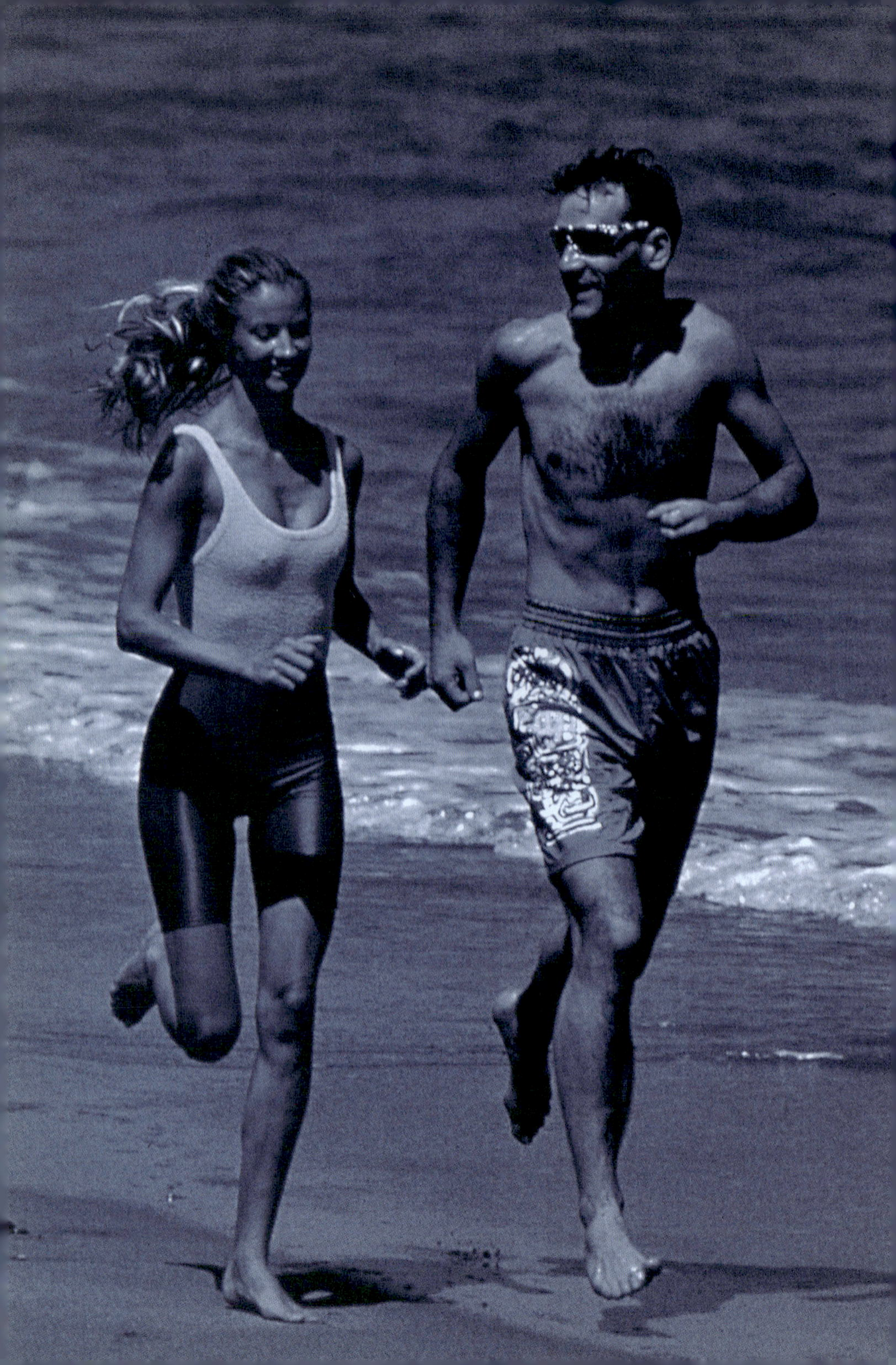

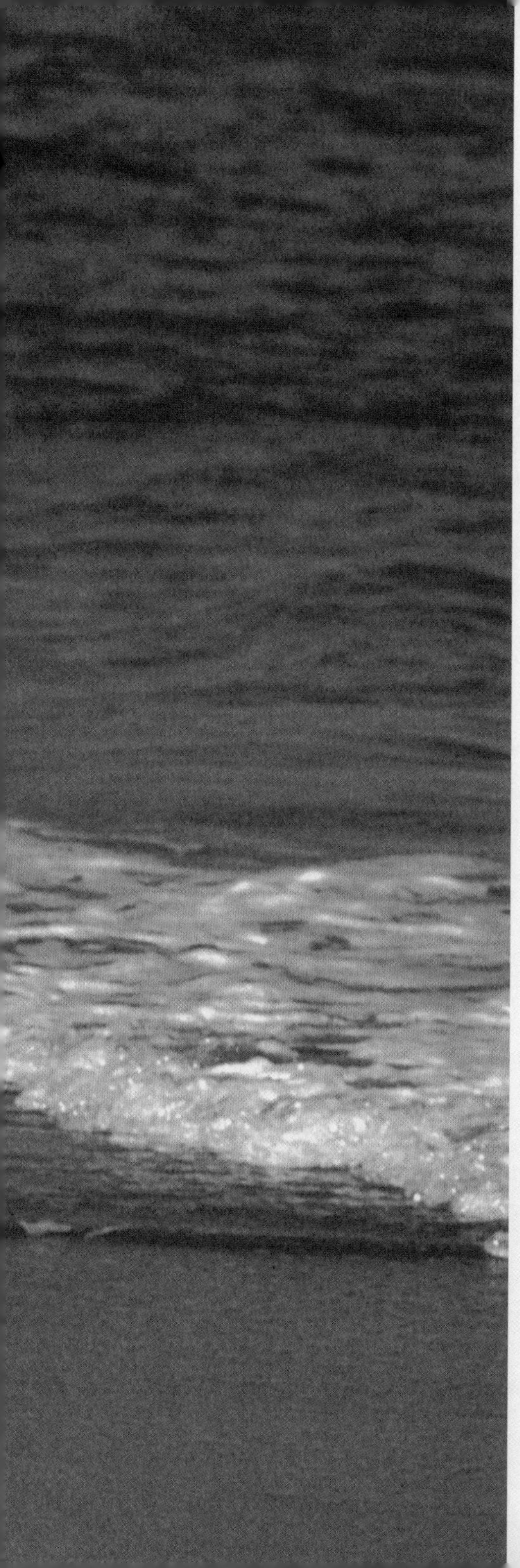

Urlaub – welches Klima tut mir gut?

Endlich Urlaub! Koffer packen und nichts wie weg! Doch wo kann ich mich am besten erholen? Wohin soll ich fahren? Möchte ich die Welt sehen oder mich lieber entspannen? Wie ist es um meine Gesundheit bestellt – in welchem Klima fühle ich mich am wohlsten? Fragen über Fragen! Dieses Kapitel hilft Ihnen, sie zu beantworten.

Die schönsten Wochen des Jahres

Ein neuer Trend: Blitzurlaub. Einfach mal raus aus den vier Wänden – für 2 bis 3 Tage. Schnell geht es in eine andere Stadt, um zu bummeln, auszugehen oder einzukaufen. Abwechslung und andere Luft wirken wie Balsam.

Jedes Jahr fahren etwa 33 Millionen Bundesbürger in den Urlaub. Das bedeutet: mal den Alltag zu vergessen, endlich etwas Zeit für sich und die Familie zu haben, ein paar Wochen außerhalb der eigenen vier Wände zu verbringen, neue Länder zu entdecken. Für den einen heißt das: azurblaues, glasklares Meerwasser, unberührte weiße Sandstrände, Kokospalmen im lauen Wind, buntes Treiben im gleißenden Sonnenschein. Für den anderen: Beschaulichkeit, weit entfernt vom Trubel hektischen Alltags, ruhige und unberührte Natur, Wanderwege oder Pisten für Radfahrer und Skiläufer, entspannende Gespräche im Kreise der Familie – endlich wieder reden und zuhören, einfach Stille und Erholung.

Reiselust

Schon im alten Rom reisten die Herrschaften zur Sommerfrische ans Meer. Die Reisenden im Altertum und Mittelalter waren jedoch in anderer Mission unterwegs: sie trieben Handel, führten Kriege, pilgerten zu heiligen Stätten. Viel unterwegs zu sein, bedeutete aber auch Wegelagerei, Raub, Mord, Entführung. Es war ein abenteuerliches und gefährliches Unterfangen. Nur 40 bis 45 Kilometer schafften die Wagen und Kutschen am Tag. Das war nicht gerade viel für die oft langen Wege.

Urlaub – wer freut sich nicht auf diese Wochen. Doch die Vorbereitungen auf die heiß ersehnten Tage machen im Vorfeld Kopfzerbrechen und Sorgen. Stapel von Katalogen stehen für die Auswahl zur Verfügung. Wie soll man sich bloß entscheiden? Die meisten Deutschen splitten ihren Urlaub. Sie teilen ihn in eine Sommerreise und einen Winterurlaub. Für die warmen Monate planen viele Reisende mehr Zeit ein: Die Kinder haben ihre längste Ferienzeit, und die Familie kann ihren Urlaub gemeinsam erleben.

Nachdem der „Familienrat“ bereits viele Monate vor Antritt in die Sommerfrische beschlossen hat: „Wir fahren in diesem Jahr dort-und-dort hin“, kann sich jeder lange genug darauf vorbereiten. In Katalogen und Reiseführern sind die schönsten Gegenden unseres Erballs mit ihren Vorzügen angepriesen. „Kommen Sie zu uns! Bei uns ist es am schönsten! Hier finden Sie alles, was Sie erträumen. Der Preis stimmt! Das Wetter ist immer schön! Wir haben das beste Klima zum Erholen!“ – Ob das auch immer stimmt? Alle Lockrufe wird man erst beantworten können, wenn man wieder zu Hause ist: positiv, wenn es ein erholsamer Aufenthalt war – negativ, wenn die Versprechungen nicht zutrafen! So wird jeder Reisende – ob in der Ferne oder in der näheren Umgebung – seine eigenen Erfahrungen machen müssen.

Die Wahl des Urlaubsortes bei Krankheit

Sind alle Familienmitglieder gesund, dürfte die Entscheidung, wohin in diesem Jahr die Reise gehen soll, kein Problem sein. Im nächsten Jahr dürfen dann eben die anderen entscheiden. Anders ist es, wenn Beschwerden oder Krankheiten die Wahl einschränken. Dann sind Urlaubsorte zu suchen, die nicht nur durch landschaftliche Schönheit, sondern auch wegen ihrer klimatischen Besonderheiten geeignet sind. Möchte man mehr den Reiz oder die Schonung? Soll ein Klima mehr belastend oder beruhigend sein?

Nicht jeder Urlaubsort ist der geeignetste – man sollte sich schon gut informieren: Was für ein Klima herrscht dort? Welche Jahreszeit ist für mich die günstigste? Wie lange sollte ich planen? Wie komme ich dorthin? Kann ich mich ausreichend erholen?

Wer ausgesprochen wetterfühlig ist, sich schnell überfordert fühlt oder an chronischen Krankheiten leidet, sollte sich vor der Wahl seines Reiseziels genau darüber informieren, welche klimatischen Besonderheiten am Urlaubsort herrschen. Dazu kann man sich belesen, die Wetterämter befragen, seinen Arzt um Rat bitten oder im Freundeskreis Auskünfte einholen. Danach kann sich der Hilfesuchende bereits ein gewisses Bild von seinen Urlaubswünschen machen. Eine Regel lautet: „Wer sich richtig erholen möchte, muß ungewohnte Wetterreize auf sich einwirken lassen." Sie sind für unser Wohlbefinden im Urlaub tatsächlich sehr wichtig. Hinzu kommen: abschalten, anspannen, frische Kräfte sammeln und dem Alltag entfliehen.

Lassen Sie es langsam angehen

Am Urlaubsort ist alles neu; es gilt, viele ungewohnte Eindrücke zu verkraften. Wonach sich die Seele sehnt, muß aber nicht automatisch gut für den Körper sein. Auch wenn es Sie beispielsweise reizt, sofort am ersten Tag Ihre gesamte neue Umgebung zu erkunden, kann das für Ihren Körper im ungewohnten Klima zu anstrengend sein. Am besten ist, es paßt beides genau zusammen. Dann ist die Erholung garantiert.

Rund ein Drittel der deutschen Urlauber nutzt die schönste Zeit des Jahres für mehr Gesundheit. „Gesundheitsurlaub" ist angezeigt: Sport treiben, wandern, schwimmen, Aufenthalt an frischer Luft und in gutem Klima.

Viele Urlauber können ungewohnte Klima- und plötzliche Körperbelastungen nicht so einfach wegstecken. Am meisten trifft es die Wetterfühligen. Sie benötigen in den ersten Tagen eine Umstellungszeit, in der sie sich den neuen Bedingungen anpassen müssen. Je besser sie gesundheitlich dazu in der Lage sind, um so schneller gelingt es ihnen. So manchem Urlauber ist das aber nicht möglich: statt erholt, kommt er schlapp und gestreßt zurück. Für ihn waren der Urlaubsort und das dort herrschende Klima nicht geeignet. Sie haben ihn auf eine große Belastungsprobe gestellt. Er hat sie verloren. Hätte er es doch nur vorher gewußt! Deshalb gilt: Informieren Sie sich vor Ihrem Urlaub gründlich über das dort herrschende Klima.

Bluthochdruck

Menschen mit hohem Blutdruck fühlen sich an den Küsten von Nord- und Ostsee, im Mittelgebirge, in reizvoller Seen- und Waldlandschaft am wohlsten. Dort ist ihr Blutdruck entspannt; ihr Kreislauf wird trainiert. Im Hochgebirge können die körperlichen Anstrengungen zur Steigerung des Blutdruckes führen. In den Tropen, aber auch schon am Mittelmeer, werden Hochdruckler gesundheitliche Probleme bekommen. Es entstehen große Flüssigkeitsverluste durch das ständige Schwitzen. Abenteuerurlaub wird besser verkraftet, wenn der Blutdruck medikamentös gut eingestellt ist und der Patient ihn mit einem eigenem Gerät kontrollieren kann.

Bin ich gesund – habe ich meist keine Probleme mit meinem Urlaub. Bin ich jedoch krank, muß ich auf die Besonderheiten meines Urlaubs achten. Zeitig genug sollte ich mich informieren und alles gut abwägen.

Nach einem Herzinfarkt

Herzinfarkt-Patienten sollten in den ersten Monaten nach ihrer akuten Erkrankung eher ein schonendes Klima aufsuchen, um das Herz nicht zu überfordern. Sie müssen es aber dennoch trainieren, die Funktionen wieder stärken. Dazu eignen sich Spaziergänge in ruhiger und wenig körperlich belastender Atmosphäre. Überbeanspruchungen vermeiden Sie, wenn Sie sich in einer waldreichen Gegend aufhalten, wo der Wind schwach weht, die Einflüsse der Temperaturen ausgeglichen und mild sind und die Natur entspannend wirkt. Später, wenn sich der Gesundheitszustand stabilisiert hat, können sich die Infarktpatienten wieder größeren Reizen und Belastungen an ihren Urlaubsorten aussetzen. Dann wirkt sogar Reizklima auf alle Funktionen trainierend.

Urlaub muß nicht mit Hektik und Streß verbunden sein. Vielleicht kann man sich auch einmal mit der Kultur am Urlaubsort beschäftigen. Das bildet, macht Spaß und dient der psychischen Erholung.

Funktionelle Herz-Kreislauf-Beschwerden

Menschen mit Herz-Kreislauf-Krankheiten und niedrigem Blutdruck sollten Nord- und Ostsee, aber auch die mittleren Gebirge aufsuchen. Dort wird ihr Kreislauf angepaßt belastet. Im Hochgebirge droht Sauerstoffmangel, und die Umstellung auf die große Höhe kostet zuviel Energie. Warme Zonen sollten gemieden werden, da sich das Blut in die erweiterten Gefäße verlagert und dann der Blutdruck weiter absinkt. Bewegen sich die Urlauber dort mehr und belasten sie sich umfangreich, verkraften sie den Aufenthalt im warmen Wetter auch recht gut. Sie sollten ihren Kreislauf stets in Schwung halten. Städtereisen kann man ihnen besonders empfehlen, da immer wieder neue Eindrücke und Termine vorherrschen.

Schlaganfall-Patienten

Schlaganfall-Patienten fühlen sich in einem Urlaubsort am wohlsten, der ausgeglichene klimatische Bedingungen bietet. Sie möchten keine Berge steigen, brauchen mehr Ruhe und können ihr unerläßliches Bewegungstraining besser auf ebenen Straßen und Waldwegen durchführen. Schroffe und kalte Winde und ständige Schwankungen des Luftdrucks machen ihrem Kreislauf und Blutdruck zu schaffen. Hektik und Streß sollten unbedingt vermieden werden.

Übergewicht

Übergewichtige, die den Urlaub auch dazu nutzen möchten, ihr Gewicht zu reduzieren, können überall dorthin reisen, wo sie viel Bewegung haben. Strandspaziergänge, Schwimmen, Baden oder Radfahren bieten sich im Norden an den Küsten an. Auch das Mittel- und Hochgebirge hat seine Reize zum Abnehmen. Ist zuviel Gewicht vorhanden, kann den Schwergewichtigen in großen Höhen schon einmal die Luft ausgehen. Wald und Berge tun ihnen gut. Städtereisen bringen ihnen Auftrieb, vorausgesetzt, sie sind gut zu Fuß. In den warmen Ländern finden sie meist wenig Erholung, dort schwitzen sie oft unerträglich.

Atemwegserkrankungen

Leidet jemand unter Erkrankungen der Atemwege, so wirkt sich das Küsten- und Seeklima besonders günstig aus. Asthmatiker finden dort Entlastung, weil die Luft fast frei von Allergenen ist. Die Schadstoffe sind verringert; die Atmung ist gelöst und locker. Im Mittelgebirge fühlen sich Patienten mit einer chronischen Bronchitis ebenfalls sehr wohl. Sie passen sich schnell an die reine und trockene Luft an. Es gibt keine zusätzlichen Reizungen der Schleimhäute.

Heuschnupfen und Allergien

Heuschnupfen-Geplagte und Allergiker bevorzugen fast schon von allein Nord- und Ostsee zum Aufenthalt. Hier möchten sie am liebsten die längste Zeit ihres Urlaubes verbringen. Sie werden in der sauberen Luft am wenigsten von Allergenen belästigt. Jede Jahreszeit hat an den Küsten ihre besonderen Vorzüge. Spaziergänge am Strand unterstützen die Abwehr und verstärken die Abhärtung. Auch das Hochgebirge ist wegen der sauberen Luftverhältnisse ideal. Urlaub auf dem Lande sollte wegen der vielen Pollen gemieden werden.

Wer als Kranker seinen Urlaub in einem Kurort verbringt, nutzt – meist unbewußt – alle Vorteile dieses Ortes. Heilklimatische Einflüsse wirken täglich auf den Menschen ein – sie fördern die Gesundheit besonders intensiv.

Nervöse Störungen

Nervöse und leicht erregbare Menschen sollten stillere Urlaubsgebiete bevorzugen. In Wald- und Seenlandschaften, aber auch im Mittel- und Hochgebirge finden sie Muße und Entspannung. Die Reizflut von Städten und südlichen

Urlaubszentren sind für sie wenig erholsam. Sachter Wellenschlag an der Ostsee kann beruhigend wirken. Die Weite des Horizontes und die Ruhe am Strand übertragen sich gerade in der Nachsaison auf die Psyche. Heftiges Rauschen des Nordseewassers könnte die Nervosität steigern.

Kopfschmerzen und Migräne

Kopfschmerz- und Migränepatienten atmen in der ruhigen Atmosphäre der Mittelgebirge und in Waldgebieten auf. Ihre Beschwerden werden durch die vielen Reize, Abgase und Belastungen von Lärm und Hektik bei Reisen in Großstädte verstärkt. Erlebnisreisen belasten Psyche und Kopf. Die intensiven Sonnenstrahlen am Meer oder in südlichen Ländern lösen eine Zunahme der Schmerzen aus. Auch im Hochgebirge besteht diese Gefahr.

In einem Klimakurort herrschen wissenschaftlich erforschte und anerkannte klimatische Eigenschaften. Es ist ein therapeutisch anwendbares Klima, das ständig durch Klimastationen überwacht wird.

Magen-Darmerkrankungen

Magen-Darmkranke fühlen sich in fremden Ländern nicht wohl. Ungewohnte Ernährung und mangelnde Hygiene machen dem Darm zu schaffen. „Montezumas Rache“ schlägt gnadenlos zu (s.a.S. 189). Die ersten Urlaubstage sind gelaufen! Schon die lange Reise mit stundenlangem Sitzen löst Beschwerden aus. In kühleren nördlichen Gefilden fühlt sich der Magenpatient wohler. Die milden Reize des Mittelgebirges werden sehr gut vertragen. Abenteuerreisen sind möglich, wenn regelmäßige und für die Verdauung freundliche Mahlzeiten garantiert sind.

Woran Sie vor dem Urlaub denken sollten

Oft stellen hektische Vorbereitungen der Reise eine gesundheitliche Belastung dar. Meist sind die Frauen davon betroffen. Sie müssen an alles denken. Auf ihnen lastet fast die volle Verantwortung. Der Urlaub soll die schönste Zeit des Jahres werden, und die will gut vorbereitet sein. Der psychische Druck ist enorm, der Urlaub beginnt mit Streß. Am besten gehen Sie mit Plan rechtzeitig ans Werk und beziehen Ihren Partner und die Kinder mit ein. So läßt sich in der Vorphase der Streß reduzieren.

Die richtige Urlaubskleidung

Stellen Sie die richtige Kleidung für die Gegend Ihrer Wahl zusammen. Nur wer die nötigen Kombinationen aussucht, hat die Gewißheit, sich am Urlaubsort wetter- und naturgemäß anziehen zu können.

- Selbst an ausgesprochene Sonnenflecken können sich dunkle Wolken verirren und Regentropfen verlieren. Packen Sie vorsorglich Regenzeug ein.
- Denken Sie an wärmende Bekleidung. Damit vermeiden Sie manchen Infekt. Je nach Jahreszeit kann es auch in südlichen Ländern abends empfindlich kalt werden.
- Sandalen und hochhackige Pumps sind zwar am Urlaubsort zum Flanieren chic, aber nicht für jedes Gelände geeignet. Bequeme und feste Schuhe erleichtern das Laufen, das Trepp-auf und Trepp-ab, den Spaziergang durch die „Mutter Natur" mit ihren Unwegsamkeiten. Passendes Schuhwerk dient auch dem Schutz unserer Füße. Ein umgeknickter oder gebrochener Fuß könnte das Ende eines Urlaubstraumes bedeuten.

Meiden Sie im Sommer alle synthetischen Materialien – sie lassen die Haut noch mehr schwitzen. Bevorzugen Sie Baumwolle, Leinen und Seide.

- Nehmen Sie ausreichend Bekleidung mit, damit Sie sich je nach Wetter anziehen können. Im Winter ist der „Zwiebel-Look" angezeigt: mehrere dünne Schichten sind besser als ein dicker Pullover. Im Sommer gibt man Stoffen den Vorzug, die den Schweiß schnell aufsaugen. Alles, was man in der Wärme trägt, sollte luftig und weit geschnitten sein. Eine Luftschicht zwischen Haut und Kleidung wirkt wie ein Isolator. Die Haut wird es Ihnen danken.

Rechtzeitige Gesundheitsvorsorge

Wohin Ihre Reise auch gehen mag – denken Sie dabei auch an Ihre Gesundheit. Wie schnell passiert es, daß man sich am Urlaubsort plötzlich nicht wohl fühlt oder sogar krank wird. Akuten Beschwerden kann man oft nicht ausweichen. Da hilft der Arzt am besten.

Das Gesundheitsamt oder Tropeninstitute geben Ihnen zuverlässige Auskunft über die aktuellen Impfbestimmungen für Ihr Reiseland.

Um aber zu vermeiden, daß die schönsten Wochen des Jahres nachträglich vielleicht zu den traurigsten werden, treffen Sie bitte Vorsorge. Überprüfen Sie rechtzeitig den Impfschutz Ihrer Familie. Das ist besonders wichtig bei Reisen in die subtropischen und tropischen Länder.

Eine Reiseapotheke gehört immer in Ihr Gepäck. Sorgen Sie neben Ihren persönlich erforderlichen Medikamenten für Schmerzmittel, fiebersenkende Zäpfchen oder Tabletten, Mittel gegen Durchfall, Gels gegen Insektenstiche und Verbrennungen, Sonnenschutzpräparate, Wund- und Heilsalben. Auch Tropfen und Tabletten gegen Erkältungen und Magenbeschwerden sind oft nützlich. Pflaster, Mull- und elastische Binden sollten stets griffbereit sein. Je nach Urlaubsland, Gegend, Unternehmungslust und geplanten Vorhaben sollte man seine Reiseapotheke beliebig erweitern. Nur: rechtzeitig daran denken!

Checkliste

Um Ärger und Streß vor und während der Reise zu vermeiden, sollten Sie rechtzeitig an die folgenden Dinge denken:

- Schauen Sie Ihre Reisedokumente gründlich durch: Ist der Reisepaß noch gültig? Welche Bestimmungen zur Einreise gelten aktuell? Visumpflicht?
- Bei Autofahrten: Wie ist die Fahrroute? Wo muß ich mich melden? Wie finde ich mein Hotel?
- Wann muß ich meine Reiseschecks kaufen? Welche Kreditkarten werden akzeptiert?
- Kopieren Sie wichtige Dokumente wie Führerschein, Bahn- oder Flugtickets und Paß. Heben Sie die Kopien getrennt von den Originalen auf. So bekommen Sie im Notfall schneller Ersatz und können sich an Ort und Stelle ausweisen.

Urlaub im Inland

„Warum in die Ferne schweifen, sieh, das Gute liegt so nah", heißt es bei Goethe und im Volksmund. Urlaub zur richtigen Zeit und am richtigen Ort zu erleben, kann für viele Menschen in den reizvollen Landschaften ihres Heimatlandes zu einem ausgesprochenen Jungbrunnen werden. In Deutschland stehen von den flachen Küsten der Nord- und Ostsee bis zu den luftigen Höhen im Gebirge viele Möglichkeiten zur Verfügung.

Urlaub in Deutschland bedeutet: Qual der Wahl! Von den flachen Küsten der Nord- und Ostsee über die hügligen Berge des Mittelgebirges bis zu den Gipfeln des Hochgebirges sind die reizvollen Angebote in den Katalogen zu sehen.

Die Sonne lacht vom Himmel, Kälte und Wärme wechseln sich ab, auf Wind und Sturm folgen Windstille und Ruhe, der Regen fällt in dichten Tropfen, oder es ziehen weiße Wolken ihre Bahn. All das und noch viel mehr gehört zu einem zünftigen Urlaubswetter. Es kann kein „schlechtes"

Wetter sein, denn „schlechtes“ Wetter gibt es nicht! Ob das Urlaubswetter auch persönliches „Schönwetter“ sein sollte, entscheidet jeder mit seiner Einstellung für sich selbst. Keiner kann am „Schicksal seines Wetters“ etwas ändern. Der einzelne Urlauber wird jedoch seine Reisezeit und sein Ziel so planen, daß er große Chancen hat, am ausgewählten Ferienort ein für ihn akzeptables Wetter vorzufinden, bei dem er sich wohl fühlt und möglichst keine Beschwerden auftreten.

Millionen Bundesbürger schwärmen in allen Jahreszeiten in die Länder der Erde, um Urlaub zu erleben. Fast die Hälfte von ihnen weiß schon Monate vor Reisebeginn, wohin die Fahrt oder der Flug gehen soll.

Deutschland hat für jeden das passende Klima

Je nach Lage der Urlaubsgegend, der dort vorherrschenden Wettersituationen und Klimaeinflüsse unterscheidet man in Deutschland zwischen den drei bekannten Klimatypen: Belastungs-, Schon- und Reizklima. Jeder kann sich über die richtige Wahl selbst informieren; genaueres dazu finden Sie ab S. 35. Oft hat er bereits Erfahrungen durch frühere Aufenthalte gesammelt. Danach kann er sich schon etwas besser entscheiden, wohin die Reise diesmal gehen soll.

Das Auto ist trotz Staus und Anstrengung beim Fahren immer noch bei etwa der Hälfte aller Reisenden der Ferientransporter Nr. 1. Nur etwa 7 Prozent der Urlauber nutzen die Bahn.

Urlaub im Ausland

„Doch in die Ferne schweifen, sieh, dort ist es wunderbar!“ So wird derjenige denken, der sein Reiseziel in die weite Welt gelegt hat. Interkontinentalflüge machen Reisen in ferne Länder für den Reisefreudigen zum „Katzensprung“. Sie gehören heute zur Selbstverständlichkeit. Um dem naßkalten Herbst und dunklen Winter zu entfliehen, gönnen sich von Jahr zu Jahr immer mehr Sonnenhungrige eine Fernreise in helle und warme Ferienregionen unseres Erdballs. Aber der abrupte Wechsel in eine andere Welt kann gerade in der Winterzeit dem auf Sparflamme eingerichteten Organismus ganz schön zu schaffen machen. Umstellungen sind angezeigt, Anpassung an die in der Ferne herrschenden Bedingungen ist gefordert. Den Biorhythmus auf die andere Zeit einstellen heißt: Energie aufbringen. Die Verdauung auf die heimische Nahrung umstellen, ist oft eine Katastrophe. Sich an das Klima und Wetter gewöhnen bedeutet, viele Regulationsmechanismen zusätzlich einzusetzen. Für den Organismus bedeutet das Schwerstarbeit.

Der Reisewunsch in die Ferne boomt mehr denn je. In Urlaubsländern lauern aber auch viele Gefahren für die Gesundheit. Eine gute Vorbereitung ist ein Garant für den gewünschten Traumurlaub.

Top Ten – die beliebtesten Reiseländer der Deutschen

In diesen Ländern machen die Deutschen am liebsten Urlaub (Zahlen in Millionen)

Spanien	8,1	Türkei	2,0
Italien	5,7	USA/Kanada	1,7
Österreich	4,7	Holland	1,6
Frankreich	2,4	Schweiz	1,1
Griechenland	2,1	Tunesien	0,8

Quelle: Reise Analyse, 1996

Goethe brauchte zu seiner Zeit viele Tage, um mit der Postkutsche in sein geliebtes Italien zu kommen. Er konnte sich langsam an die sich verändernden Bedingungen vom kühlen Norden zum warmen Süden gewöhnen. Heute fährt man mit seinem schnellen Auto morgens von zu Hause los, und trinkt abends seinen Capuccino in Venedig oder genießt ein abendliches Bad in der Adria. Schnell geht es vom Winter in den Sommer. Der „Klimasprung" ist intensiv, doch das verkraftet ein gesunder Mensch in der Regel gut. Er gewöhnt sich auch schnell an die neuen Bedingungen.

Die Umstellung von trüben und nebligen Novembertagen in eine sonnenüberstrahlte und angenehm warme Gegend ist schnell erfolgt. Da die Reise von Norden nach Süden ging, bleibt man in der gleichen Zeitzone; der Biorhythmus des Menschen wird nicht wesentlich verändert. Müdigkeit und Schlaf stellen sich zur gewohnten Zeit ein. Magen und Darm erhalten ihre Mahlzeiten im alten Rhythmus. Die Verdauung funktioniert gleichmäßig und ungestört. Nur das Angebot von landestypischen Gerichten kann sie durcheinanderbringen. Gut, wer in seine Reiseapotheke ein Mittel gegen „Montezumas Rache" eingepackt hat. Der Wärmehaushalt – die Regulation auf Wärme- und Kältereize – hat sich nach kurzer Zeit den neuen Bedingungen angepaßt. Jeder gesunde Mensch wird sich nach einigen Tagen im ungewohnten Klima wohl fühlen. Voraussetzung: Man hat die neuen Klimareize vorsichtig dosiert. Je krasser der Unterschied zum Heimatort ist, um so vorsichtiger muß man sich den Anforderungen der ungewohnten Natur aussetzen.

Fernreisen – gefragter denn je

Der Ferntourismus boomt mehr denn je. Es muß eine gewaltige Triebfeder geben, die seit ewigen Zeiten die Menschen wieder und wieder in die Ferne lockt. Immer entfernter müssen die Reiseziele sein. Das Jet-Zeitalter rückt die große weite Welt in erreichbare Nähe. Also nichts wie rein ins Flugzeug und ab in die Sonne. Man möchte gerade in der kalten Jahreszeit die Sommersonne genießen – sucht „Sonnenschein mit Garantie". Um diese Sicherheit zu haben, bedarf es schon einer ziemlich weiten Reise. Bei solchen geplanten Reisen mit exotischem Ziel gilt es, einiges zu beachten.

Günstige Reisezeiten

Australien	April bis Mai
	September bis November
China	April bis Juni
	September und Oktober
Costa Rica	Dezember bis April
Indien	November bis März
Karibik	November bis April
Malediven	Oktober bis April
Nordafrika	März bis Mai
Rußland	Frühjahr und Sommer
Südliches Afrika	ganzjährig
Südsee	Mai bis Oktober

Ehe Sie sich in die Ferne begeben, klären Sie für sich persönlich, ob Sie das Klima, die Temperaturen, die Eigenheiten des Wetters, Hitze oder Kälte und hohe Luftfeuchte, gnadenlosen Sonnenschein oder tropischen Regen gesundheitlich gut vertragen. Sind mein Herz und Kreislauf den extremen Belastungen gewachsen? Habe ich meine Muskeln gut trainiert, und ist mein Bewegungsapparat in Ordnung? Kann ich körperlich gefahrlos aktiv sein? Werde ich psychisch alles Neue und Unerwartete verkraften?

Besessen vom Traum, sich in die Lüfte zu erheben, experimentierte Leonardo da Vinci mit Fluggeräten und Gleitschirmen. Doch erst in unserem Jahrhundert gelang es, brauchbare Flugzeuge zu entwickeln.

Jetlag – Chaos bei der inneren Uhr

Fliegt man nach Osten oder Westen, spielt die Zeitveränderung eine nicht zu unterschätzende Rolle. Jetlag ist das moderne Wort für Beschwerden durch Zeitverschiebung bei Reisen in ferne Länder. Flugreisen bringen eine plötzliche Umstellung der Zeit- und Klimaverhältnisse sowie geänderte Eß- und Trinkgewohnheiten am Urlaubsort mit sich. Die Anpassung an andere Zeitzonen kann nach langen Flügen bis zu einer Woche und länger dauern. Der

Körper benötigt pro 2 Stunden Zeitunterschied einen Tag, um sich ausreichend anzupassen. Da hilft nur eins: Lassen Sie den Urlaub ganz ruhig angehen. Nach wenigen Tagen verspürt man von ganz allein, daß die eigene innere Uhr wieder richtig „tickt".

Damit sich der Biorhythmus wieder normalisiert, benötigt er die Reize der Natur. Blauer Himmel, Sonnenschein, leichter Wind und weiße Wolken bringen ihn schnell in Ordnung. Hat sich ein erholsamer Schlaf in einer kühlen Nacht eingestellt, so wacht man mit mehr Energie und Unternehmungslust auf. Weht ein lauer Wind und ist die Luft trocken und rein, fühlt sich der Neuankömmling wesentlich schneller belastbar. Hitze, Schwüle, Regengüsse, stürmische Winde, schnellziehende Wolken und Nebel bremsen die Umstellung erheblich. Selbst die Stimmung liegt am Boden.

An den Folgen des Jetlags kommt niemand vorbei, egal ob er als Vielflieger oder Tourist in der Welt unterwegs ist. Doch man kann gegen die unangenehmen Wirkungen etwas tun.

Tips gegen Jetlag

- Gehen Sie nach der Landung erst zur ortsüblichen Zeit ins Bett. Ihr Körper beginnt, sich gleich umzustellen. Sind Sie sehr müde, reicht ein Nickerchen von einer halben oder einer Stunde.
- Bewegen Sie sich viel an frischer Luft. Sauerstoff versorgt ihren Organismus. Die Umstellung geht schneller.
- Essen Sie eiweißreich. Ihre Streßhormone werden aktiviert; der Biorhythmus gelangt besser ins Gleichgewicht.
- Verzichten Sie auf Alkohol. Er macht zwar müde; der Schlaf ist aber weniger erholsam.

Sonnenbrand – mehr als ein kosmetisches Problem

Wer sich in den ersten Tagen einen schmerzenden Sonnenbrand holt, wird sich über die „verlorengegangenen“ Urlaubsfreuden ärgern. Gerade im Winter ist unsere Haut an die lichtarmen Stunden gewöhnt. Plötzlich treffen unverhüllte Sonnenstrahlen auf unbedeckte Regionen des Körpers, die eigentlich Ruhe und ihren „Sonnen-Winterschlaf“ eingeplant hatten. Riesiger Streß für die Haut! Der Mensch, der in dieser Hülle steckt, möchte aber „Sonne pur“ tanken. Es gilt, die Diskrepanz zwischen Wollen und Gegebenheiten auszugleichen. Mittel zum Sonnenschutz und Sun-Blocker mit hohen Lichtschutzfaktoren sind in den ersten Urlaubstagen ein absolutes Muß.

Schlägt nicht der Sonnenbrand zu, dann leidet der Sonnenhungrige oft unter einem anderen Übel: „Mallorca-Akne“. Das ist der populäre Ausdruck für Pustelchen, Blasen und Entzündungen der Haut, die heftig jucken. Die Veränderungen kommen dadurch zustande, daß die Haut überschießend auf Wechselwirkungen zwischen den Sonnenstrahlen und den Fetten und Emulgatoren in Hautpflegepräparaten reagiert. Auch die Inhaltsstoffe von Sonnenschutzmitteln, wie Parfüm, Konservierungsstoffe oder Lichtschutzfaktoren können für diese „Sonnenallergie“ verantwortlich sein.

Mallorca – die Insel der Balearen: Wasser, Sand und Sonne satt. Knapp 3 Millionen Deutsche zieht es jedes Jahr dorthin. Von fast allen Flughäfen erreicht man die „deutsche“ Ferieninsel in etwa zwei Stunden.

„Was tun?“ sprach Zeus und fragt der Sonnenanbeter. „Sonne meiden!“ muß die Antwort lauten. Sonst sind die ersten Urlaubstage dahin. Sinnvoll ist ebenfalls: Wechseln Sie das Sonnenschutzmittel, verwenden Sie fettfreie und emulgatorfreie Sonnenschutzgels.

Lippenbläschen durch zuviel Sonne

Besondere Vorsicht gilt den Lippen, da sie kein eigenes Schutzsystem gegen UV-Strahlen besitzen. Entsprechende Lichtschutzstifte gehören in das Reisegepäck, denn trockene Lippen sind die beste Voraussetzung für eine Bläscheninfektion – den gefürchteten Herpes. Erst juckt es etwas am Mund, dann verfärbt sich das Rot der Ober- oder Unterlippe weißlich, und am nächsten Tag blühen die ersten Blasen am Mundwinkel auf. Erschreckend! Wenn man nicht sofort etwas dagegen unternimmt, platzen die Bläschen auf, und es hebt sich die Haut ab. Es entsteht eine schmerzende Wunde, die dem Betroffenen das Leben zur Hölle macht. Ziehende Schmerzen beim Sprechen und Essen; Mißgefühle am Mund; stets leckt man mit der Zunge an der offenen Haut. Damit verschlechtert sich der Zustand – Tag für Tag. Nur langsam heilt die Haut wieder zu.

Geschwungene Bögen, ein herausforderndes Rot, die Winkel etwas nach oben gezogen, ein schmaler Spalt zwischen ihnen, herzliche und nette Worte von ihnen geformt: Wie erotisch können schön geformte Lippen auf uns wirken!

Herpes-Viren leben im Körper von fast jedem Menschen. Er hat sie irgendwann, irgendwo von irgendjemandem aufgeschnappt. Meist hat die Infektion bereits im Kindesalter unbemerkt stattgefunden, es traten keine Beschwerden auf. Mehr als 90 Prozent aller Europäer haben sich angesteckt. Bei der Mehrzahl kommen die Viren nicht zum Zug: das körpereigene Immunsystem schützt. Beruhigend!

Ärgerlich, wenn sich der Herpes ausgerechnet im Urlaub meldet. Schlafende Erreger werden geweckt. Sie hatten sich in ihr „Versteck“, den Trigeminus-Nerv im Gesicht, zurückgezogen und wandern nun unbeschwert an die Oberfläche – in Richtung der Haut der Lippen. Sie schlagen gerade dann zu, wenn man ihnen eine Schwachstelle bietet. Und das sind trockene Lippen und auslaugende Sonnenstrahlen.

Ohne Behandlung verschwinden die schmerzenden Bläschen und offenen Hautstellen nach 10 bis 14 Tagen von selbst. Bereits im Frühstadium, wenn es in den Lippen spannt und zu jucken beginnt, sollte man eine Anti-Herpes-Creme auftragen – mehrmals täglich, möglichst über mehrere Tage. Nehmen Sie in Ihrer Reiseapotheke unbedingt ein Mittel mit – besonders dann, wenn Sie schon einmal einen „Ausschlag" an den Lippen hatten. Wenn sich die Viren bei Ihnen regen und sich mit ihren „Vorboten" Kribbeln, Ziehen, Spannen, Stechen und Jucken melden, können Sie den Ausbruch von Bläschen im wahrsten Sinne „im Keime" ersticken. Der Urlaub wäre damit gerettet! Und übrigens: das Küssen auch.

„Montezumas Rache" – ein übler Reisegefährte

Urlaubsfreuden im warmen Süden können in den ersten Tagen zur Qual werden, wenn der Reisedurchfall einen nicht von der Toilette läßt: „Montezumas Rache" hat Sie erwischt! Mehrere wäßrige Stühle, verbunden mit Krämpfen im Bauch, Übelkeit und Erbrechen, wollen in kurzer Zeit aus dem Darm heraus. Man schafft es gerade so zur Toilette. Verantwortlich sind krankmachende Keime, die bei einem fremden Gast ein leichtes Spiel haben. Den Einheimischen tun sie nichts an, sie leben wie friedliche Mitbewohner in ihnen. Der angereiste Urlauber kann sich nicht genügend erwehren. Sein Verdauungssystem reagiert empfindlich auf zusätzliche Belastungen. Er hatte bereits Streß zu Hause, die Vorbereitungen in Hektik und Eile haben ihn bereits allgemein geschwächt, sein Abwehrsystem liegt noch am Boden. Nun muß er sich in kurzer Zeit an das „andere" Klima gewöhnen, der Temperaturunterschied, vielleicht auch die Zeitumstellung, machen dem Organismus zu schaffen. Das verkraftet er nicht

Montezuma war im 16. Jahrhundert ein Herrscher im Aztekenreich. Der „erzürnte Herr", so die Übersetzung seines Namens, stand für den Reisedurchfall Pate.

so schnell. Die unübliche Kost, gekühlte Getränke, frisches Obst, oft auch Mängel an gewohnter Hygiene und Unsauberkeit hauen ihn um. Ein Glück: die Störungen verlaufen harmlos, das Leiden dauert nur wenige Tage. Viel zu viele! Die Freude ist erst einmal hin!

„Nach dem Stuhlgang, vor dem Essen – Händewaschen nicht vergessen!" Das gilt besonders in fernen Ländern.

So beugen Sie Reisedurchfällen vor

Vorbeugen ist die beste Therapie. Treffen Sie Maßnahmen der Vorsicht:

- Trinken Sie kein Wasser aus der Leitung.
- Putzen Sie Ihre Zähne mit Mineralwasser.
- Verzehren Sie Fleisch, Fisch und Geflügel nur in vollständig durchgebratenem Zustand.
- Verzichten Sie auf Rohkost.
- Kaufen Sie nur abgepacktes Eis.
- Essen Sie erst nach einigen Tagen die Spezialitäten des Landes.

Doch vielleicht greift Sie „Montezumas Rache" dennoch an. Was ist dann zu tun?

- Trinken Sie übermäßig viel Mineralwasser und Tee – aus abgekochtem Wasser. Globetrotter haben einen Geheimtip: Tomatensaft!
- Verzichten Sie auf feste Mahlzeiten; für einige Male geht das schon.
- Nehmen Sie ein wirksames Medikament aus Ihrer Reiseapotheke gegen Durchfall ein.
- Gönnen Sie sich etwas Ruhe; versäumte Erlebnisse holen Sie bestimmt nach.

Verzweifeln Sie nicht an den häufigen Durchfällen – der Darm reinigt sich auf natürliche Weise. Wenn es Ihnen wieder schmeckt und Sie Appetit auf verführerische Angebote haben, sind die übrigen Urlaubstage gerettet.

Hitzschlag, Sonnenstich und Hitzekollaps

In tropischen und subtropischen Ländern gesellt sich zu den hohen Temperaturen noch eine hohe Luftfeuchtigkeit hinzu. Schwül-warmes Wetter belastet Herz und Kreislauf und das Regulationssystem für Wärme und Kälte. Der Körper ist nicht mehr ausreichend in der Lage, durch Schwitzen seine normale Betriebstemperatur von 37 Grad zu halten. Überwärmung droht!

Hitzschlag, Sonnenstich und Hitzekollaps können zu lebensbedrohlichen Zuständen führen, die unbedingt in die Hände eines Arztes gehören.

Hitzschlag

Die Haut wird heiß und trocken. Die Temperatur steigt und steigt; die Kühlung ist überfordert. Ein Hitzschlag haut den stärksten Mann um. Mit hochrotem Kopf, rasendem Puls und Kurzatmigkeit versucht er, der Sonne zu entfliehen. Erbrechen und Schwindel beeinträchtigen zusätzlich. Ein Hitzschlag kündigt sich an, wenn trotz sehr hoher Außentemperaturen die Produktion von Schweiß plötzlich versagt.

Sonnenstich

Er entsteht nicht selten, wenn die Urlauber lange am Strand liegen und ihnen die Sonne auf den ungeschützten Kopf scheint. Bereits während des Sonnenbades oder einige Stunden danach sind Kopfschmerzen, Übelkeit, Flimmern vor den Augen und Trübung des Bewußtseins typische Zeichen.

Erste Hilfe bei Hitzeschäden:
- Lagerung im Schatten
- beengende Kleidung entfernen
- feucht-kalte Tücher auflegen
- den Körper kalt abwaschen
- kühle Luft zufecheln
- viel Mineralwasser oder Tee zu trinken geben

Hitzekollaps

Er wird durch den Verlust oder Mangel an Flüssigkeit ausgelöst. Wer viel schwitzt, verliert Wasser und Mineralien. Dadurch versagt der Kreislauf. Kalter Schweiß, Blässe, Herzrasen, Fieber und Ohnmachten verändern schlagartig das Befinden.

So beugen Sie Hitzeschäden vor

- Trinken Sie viel, dadurch wird das körpereigene Kühlsystem, der Schweiß, mit Flüssigkeit versorgt.
- Meiden Sie körperliche Anstrengungen in der prallen Sonne. Verlegen Sie Ihre Aktivitäten in die kühleren Abend- oder Morgenstunden.
- Schützen Sie Ihren Kopf mit einem Sonnenhut oder einem Tuch.
- Tragen Sie luftdurchlässige Kleidung aus Baumwolle, Leinen oder Seide; dadurch wird der Schweiß besser abtransportiert.
- Kühlen Sie sich mehrmals am Tag ab: eine lau-kalte Dusche wird besser vertragen als eiskaltes Wasser. Sprühen Sie sich zimmerwarmes Wasser mit einem Pumpzerstäuber auf Ihren Körper – die entstehende Kälte durch die Verdunstung weckt Ihre Lebensgeister.
- Vermeiden Sie Alkohol und größere Mengen eiskalter Drinks – sie belasten zusätzlich.

Urlaubsstreß und Holiday-Syndrom

Stellen sich die Urlauber auf die neuen Bedingungen in ihrem Urlaub ein, werden sie ihre Ferientage erholsam verleben. Fast die Hälfte von ihnen kehrt jedoch unausgeruht und zermürbt, nicht ausreichend entspannt und ungenügend körperlich stabilisiert zurück. Ursache dafür: „Urlaubsstreß"!

Urlaubsstreß bringt unseren Biorhythmus durcheinander. Die innere Uhr steuert viele Lebensprozesse – es entstehen Gewohnheitsabläufe wie Schlaf-Wach-Rhythmik. Bei Reisen kommen sie häufig durcheinander.

Eigentlich heißt es: Urlaubszeit – Erholungszeit! Doch auch die „schönste Jahreszeit" hat ihre Kehrseite. Trotz der Freude am Reisen verkennt und verdrängt der Weltenbummler die täglichen Belastungen. Oft unbemerkt und nicht allzu störend empfunden, setzt er sich den klimatischen Bedingungen in fremden Ländern aus. Er muß ungewohntem Wetter standhalten, Hitze, Schwüle und Trockenheit über sich ergehen lassen. Seinen Tag-Nacht-Rhythmus muß er neu einstellen, wenn es ihn weit nach Westen oder Osten verschlagen hat. Das sind alles zusätzliche Anforderungen an den Körper, die so umfangreich sind, daß sie ihn viel mehr anstrengen als der Mensch es wahrhaben will. Solange er in seinem „Urlaubsstreß" gefangen ist, geht es ihm gut. Den Urlauber halten immer neue Eindrücke, die täglichen Erlebnisse, das Kennenlernen von Sehenswürdigkeiten und die Befriedigung von Neugier fit. Er fühlt sich wohl.

Die Krise nach der Rückkehr: Holiday-Syndrom

Bei der Heimkehr ist plötzlich eine neue Überraschung vorhanden: „Holiday-Syndrom"! Die schönsten Erlebnisse noch deutlich vor Augen, fühlt sich der Rückgekehrte schlapp, mürrisch, unzufrieden und völlig „down". Er

Ein Reisender von heute überspringt mit dem Düsenflugzeug in rund einer Flugstunde nach Ost oder West eine Zeitzone. Bei längeren Flügen ist man in einer anderen Zeitwelt, während der Biorhythmus noch zu Hause ist – der Fernreisende erlebt den Jetlag.

fröstelt und friert bei durchaus normalen Temperaturen, zieht Pullover und warme Hemden an, sucht Wärme und Sonnenschein. Schnell treibt es ihm den Schweiß auf die Stirn – das beeinträchtigt erneut. Die Ursache liegt darin, daß sich das Nervensystem und der Biorhythmus an die gewöhnten Bedingungen anpassen muß. Sie waren im Urlaub verändert, denn nach kurzer Zeit hatte sich der Körper auf die Anforderungen des Ferienortes eingestellt. Selbst der Hormonhaushalt muß wieder in den Ablauf am Heimatort eingeregelt werden. Die „innere Uhr“ stellt sich auf die Bedingungen des Alltages zurück.

Einige Tage sind nötig, um die „Rückkehrkrise“ gut zu bewältigen. Erst nach 8 bis 10 Tagen hat sich der normale Rhythmus wieder eingependelt. Jetzt erst stellt sich der spürbare Erholungseffekt ein. Mit einem Rucksack voller Erinnerungen ist man zurückgekehrt. Nun freut man sich daran, wieder zu Hause zu sein.

Um den körperlichen und seelischen Einfluß einer Reise lange zu erhalten, sollten Sie sich einen „Nachurlaub“ von etwa 3 Tagen gönnen. Er wird Ihnen guttun. Nutzen Sie die freien Stunden, um die Eindrücke der vergangenen Wochen wirken zu lassen. Bereiten Sie sich langsam auf Ihren Arbeitsalltag vor. Sofort zur Arbeit zu rasen, wäre grausam für Körper und Seele. Gehen Sie spazieren – Aktivität erhält den Erholungseffekt.

War der Urlaub erlebnisreich und wunderschön, kann der „Nachurlaub“ zu Hause die Erholung sichern. Duch ihn kommen die biologischen Abläufe wieder in den normalen Rhythmus zurück. Selbst die Arbeit macht wieder Spaß!

Es ist bekannt: Die Umstellung von ausgiebiger Bewegung, Luft und Sonne auf den normalen bewegungsarmen Alltag wirkt depressiv. Bleiben Sie so kontaktfreudig wie in den letzten Tagen – reden Sie mit Freunden, und suchen Sie das Gespräch. In Erinnerungen an das Erlebte schwelgen, bedeutet, sich und den Zuhörern Freude schenken. Farbige Bilder aus sonnigen Zeiten lassen die

Höhepunkte im Geist vorüberziehen. Schnell ist das „Holiday-Syndrom" vorüber; die erholsamen Wochen eines unvergeßlichen Urlaubs bleiben in Gedanken erhalten; der Alltagstrott nimmt jedoch wieder überhand. Bestimmt entsteht bald ein neuer Plan für die Reise im nächsten Jahr. Wohin sie auch gehen mag!

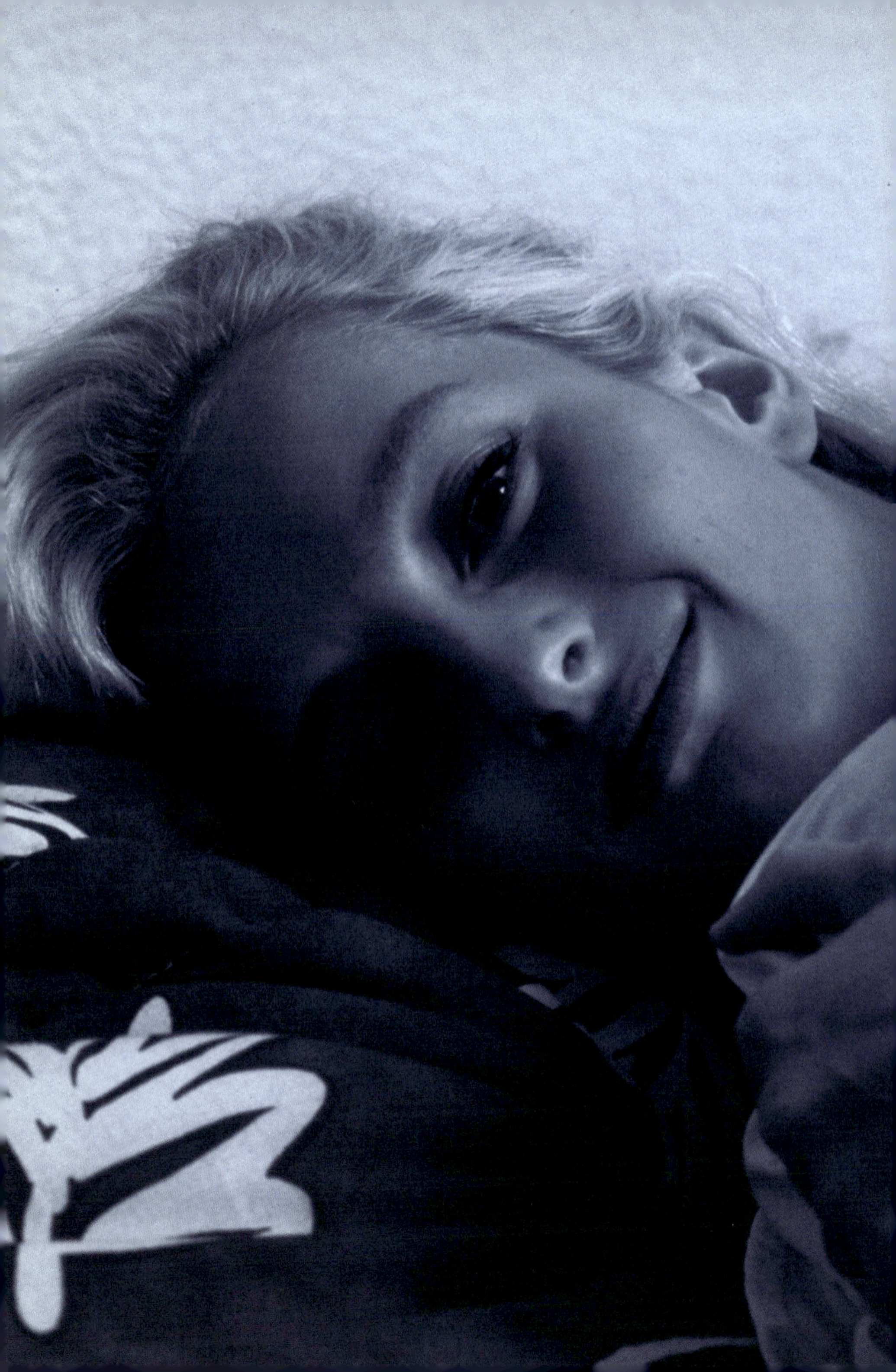

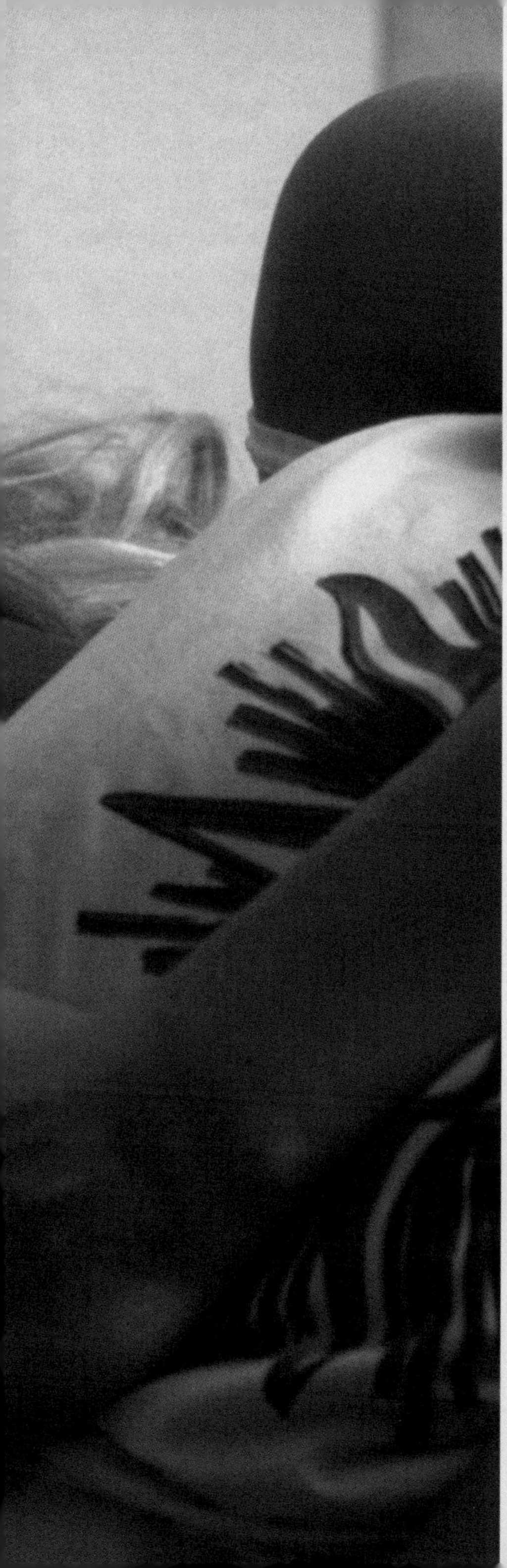

Das Klima in Räumen

Etwa 80 Prozent unseres Lebens verbringen wir in geschlossenen Räumen. Grund genug, um sich mit dem Klima in unseren Wohnungen und Büros zu beschäftigen.

Übrigens: nur an 145 Tagen ist es bei uns durchschnittlich so warm, daß die Heizung nicht in Betrieb genommen werden muß.

Die Statistiker haben es errechnet: in Deutschland muß durchschnittlich an 220 Tagen im Jahr geheizt werden. Ein Glück, daß es Öl- und Gasheizungen oder Fernwärme gibt. Beim Schleppen von Kohleneimern würde es uns zwar für wenige Minuten warm werden, aber wir wollen wohlige Wärme lieber gutdosiert über den ganzen Tag verteilt genießen.

Wie gut haben es die Bewohner südlicher Länder, die ihre Wintertage sogar bei warmer Luft vor der Tür verbringen können. Sie haben immer ein behagliches Klima, sei es in freier Natur oder in ihren Häusern – bei geöffneten Fenstern.

Wir hingegen müssen uns das angenehme Klima in unseren Wohnungen selbst schaffen. Das ist besonders wichtig, denn 80 Prozent unseres Lebens verbringen wir in geschlossenen Räumen; ein Drittel sogar im Schlafzimmer. In den Sommermonaten dürfte es keine Probleme geben. Die „gute" Luft von draußen strömt in großer Menge durch Fenster und Türen in unsere vier Wände. Alle Zimmer sind auf eine ausreichende Feuchte und wohlige Wärme eingestellt. Der ständige Luftzug tauscht verbrauchte gegen frische und sauerstoffreiche Luft aus. Die Raumtemperatur pendelt sich auf erträgliche Grade ein; der Zeiger am Feuchtemesser liegt im optimalen Bereich – das Hygrometer zeigt 40 bis 60 Prozent an.

Jeder Mensch fühlt sich bei „seiner" Temperatur wohl – dort liegt seine individuelle Behaglichkeit. Die Wohlfühltemperatur ist seit Jahrhunderten immer weiter angestiegen. In unserem Jahrzehnt beträgt sie etwa 22 bis 24 Grad, in diesem Bereich fühlen wir uns bei leichter Bekleidung wohl. Bei dieser Temperatur sind wir jedoch nicht am leistungsfähigsten. Für Höchstleistungen müßte es um uns herum 18 bis 19 Grad warm – oder kalt? – sein. Bei diesen Temperaturen würden wir bestimmt frösteln und frieren, denn der Mensch der Neuzeit ist zuwenig abgehärtet. Sein System für die Regulation seiner Körperwärme funktioniert nicht mehr optimal. Er muß sich immer wieder aufs neue innere und äußere Bedingungen schaffen, die ihm Behaglichkeit garantieren.

Dreiergespann Raumklima: Temperatur, Luftfeuchte, Schadstoffe

Experten wissen es schon lange: Es ist nicht nur eine Frage von wohltemperierten Wärmegraden, ob wir uns in einem Raum wohl fühlen oder nicht. Auch die Luftfeuchtigkeit und die Belastung mit Schadstoffen spielen dabei eine große Rolle. Doch schauen wir uns den Faktor „Temperatur" erst mal genauer an.

Temperatur

Unser gut funktionierendes System wird durch komplizierte Vorgänge und Reaktionen gesteuert, die das menschliche Betriebsklima aufrechterhalten. Stoffwechsel, Bewegung, Muskelarbeit, Durchblutung und Organarbeit halten die Temperatur von 37 Grad im Körperkern konstant. Ist ein Raum oder die Umgebung 30 Grad warm, so fühlt sich der unbekleidete Mensch in seinem Empfinden von Wärme und Kälte ausgeglichen, bei dieser Temperatur muß er sich noch nicht ankleiden. Erst unterhalb von 26 Grad beginnt der Körper allmählich auszukühlen – man beginnt zu frieren. Wirkt deutlich mehr Wärme ein, so werden die Schweißdrüsen als Kühlmaschinen angeworfen. Die Verdunstung von Flüssigkeit auf der Haut entzieht Wärme. Die Temperatur normalisiert sich – es ist

Warum beim Lüften Thermostatventil schließen?
Bei kalter Luft durchs offene Fenster denkt" das Ventil: es ist zu kalt – also öffnen! Damit erhitzt sich der Heizkörper. Wird das Fenster geschlossen, wird auf Hochtouren geheizt, bis sich das Ventil schließt – der Raum wird überheizt.

wieder behaglich. Die sogenannte Indifferenzzone, in der ein entblößter Mensch die Temperatur als angenehm und unbelastend empfindet, wird in „lau-kühl" und „lauwarm" unterteilt. Diese Zone „thermischer Behaglichkeit" liegt zwischen den Empfindungen „warm" und „kalt". Sie ist frei von den unangenehmen Gefühlen des Schwitzens und Frierens.

Recht auf Wärme: 6 bis 24 Uhr. Bei fehlender Vereinbarung im Mietvertrag legt die Rechtssprechung Durchschnittstemperaturen in der Heizperiode fest. Im Wohnzimmer müssen 21 Grad garantiert sein – in einem Meter Höhe.

Die persönliche Wohlfühltemperatur

Menschen stellen verschiedene Anforderungen an ein für sie behagliches Raumklima: Der eine liebt es warm und wärmer; der andere kühler und kalt. Ursachen sind: Unterschiede im Körpergewicht, Dicke der Fettschicht, Konstitution, Abhärtung und Temperament. Dem Aufgeregten und Hektischen ist es zu warm; der Träge und Übermüdete friert leichter. Jeder kann sich durch seine Kleidung und dem Drehen am Thermostat seiner Heizung den Bedingungen im Zimmer anpassen. Lüften, kurzzeitiger Durchzug und Bewegung in der Raumluft sorgen zusätzlich für ein „gesundes" Klima.

Da sich der Mensch mit modischer Kleidung umgibt, die sein Äußeres verschönt und vor allem auch seinem gesunden Empfinden dient, sind niedrigere Temperaturen um ihn herum nötig. Um sich in seiner Wohnung oder am Arbeitsplatz wohl zu fühlen, ist ein normales Raum- oder Wohnklima erforderlich.

Wie warm darf es in den Räumen sein?

Eine gleichmäßige Temperatur in allen Räumen hat deutliche Nachteile. Etwa 20 bis 22 Stunden weilt ein Mitteleuropäer in geschlossenen Räumen – im Sommer weniger, im Winter mehr. In dieser Zeit werden die Temperaturfühler kaum gefordert, in der Wärme überhitzter

Zimmer schon gar nicht. Die Kaltrezeptoren, die für die Abhärtung verantwortlich sind, werden nicht trainiert. 15 Prozent von ihnen befinden sich im Gesicht. Wenn die Räume einer Wohnung unterschiedlich warm sind, werden sie je nach wechselnder Temperatur mehr oder weniger in ihrer Aktivität angeregt. Hält sich der Bewohner einige Zeit in einem wärmeren Zimmer auf und geht dann in ein kühleres, so wird die Haut trainiert und abgehärtet. Mit einer sinnvollen Regelung durch Thermostatventile an den Heizkörpern kann man die empfohlenen Temperaturen einstellen. Sie schaffen eine behagliche Wohnatmosphäre und sind ein wirksames Training für den Wärmehaushalt.

Die optimale Temperatur für jedes Zimmer

Wohnzimmer	20 bis höchstens 23 Grad
Schlafzimmer	17 bis 20 Grad
Kinderzimmer	20 bis 21 Grad
Bad	20 bis 23 Grad
separates WC	16 bis 19 Grad
Flur	15 bis 18 Grad
Küche	15 bis 18 Grad

Übrigens:
Jedes Grad, um das die Temperatur in einem Raum herabgesetzt wird, bringt eine Ersparnis der Heizkosten von etwa 6 Prozent.

Luftfeuchtigkeit

Sinkt die Feuchte in Räumen unter 30 Prozent, ist ein Wüstenklima die Folge. Bei niedriger Luftfeuchte trocknen die Schleimhäute der Atemwege aus. Infekte und Erkältungen können sich breitmachen, die Haut wird spröde; selbst die Zimmerpflanzen lassen die Köpfe hängen. Bei trockener Luft wir eine „normale" Temperatur als wärmer empfunden. Gefühle von Enge und Beklemmung und Empfinden von Müdigkeit, Schweiß und Hitze treten schneller ein. Wenn bei einer Zimmertemperatur von 24 Grad nur 10 Prozent Feuchte vorhanden ist, wird über die Schleimhäute der Nase und des Mundes eine größere Menge Wasser abgegeben. Die Folge ist Mundtrockenheit und Borkenbildung in der Nase. Damit haben Krankheitserreger leichtes Spiel.

Aber auch zu hohe Werte der Feuchte in Räumen sind der Gesundheit nicht gerade zuträglich. Ist der Wassergehalt zu intensiv, so stellt sich bei sensiblen Menschen das Gefühl von Schwüle ein. Damit werden Herz und Kreislauf sowie die Regulationsmechanismen für Wärme und Kälte belastet. Die sogenannte Schwülegrenze wird bei einer Zimmertemperatur von 20 Grad überschritten, wenn die relative Feuchte über 70 Prozent steigt. Entsprechendes gilt für 24 Grad und 55 Prozent.

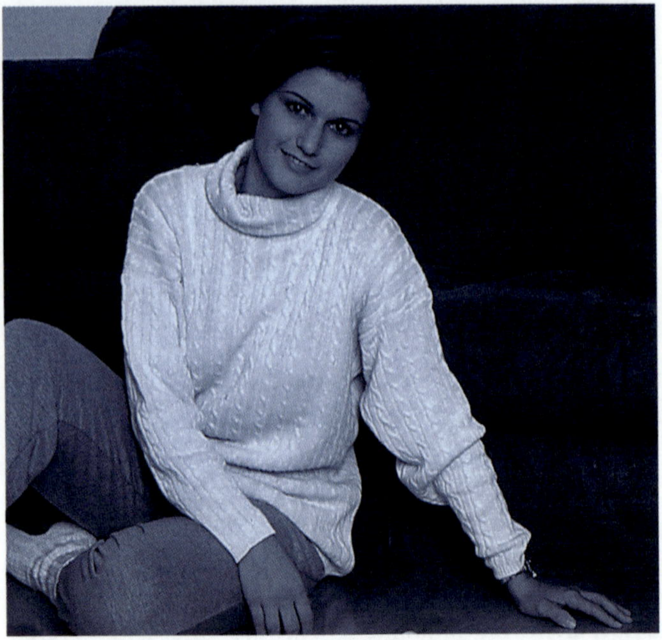

Zu trockene Luft macht nicht nur höhere Temperaturen, sie schädigt auch die Schleimhäute. Sie trocknen aus, Krankheitserreger gelangen schneller in den Körper.

Im Zeitalter der isolierverglasten und fugendichten Fenster ist das feuchte Gasgemisch in den Häusern gefangen. Da kein Austausch der Luft erfolgt, ist sie schnell „verbraucht“. Wenig Sauerstoff, viel Kohlendioxid und eine Unmenge feiner Wassertröpfchen führen zu dem Gefühl von Unbehagen und allgemeiner Belastung. Die Atmung wird behindert. Deshalb sollten 30 bis 60 Prozent der Raumluft pro Stunde durch Frischluft ausgetauscht werden. Kein Problem bei undichten Fenstern! Zugluft darf aber nicht entstehen – dann schließen die Fenster zu schlecht.

Der Mensch atmet pro Tag etwa 19 000 Liter Luft ein, 15 000 davon aus geschlossenen Räumen. Deshalb ist die Qualität der Luft so wichtig.

Sinkt der Wechsel der Luft unter 10 Prozent, so bildet sich eine Art „feuchte Kammer“, an deren kälteren Wänden sich die Wasserteilchen niederschlagen. Feuchte Wände bedeuten: Schimmel! Die Pilze lösen allergische Reaktionen aus. Niesanfälle deuten darauf hin. Auch für das Jucken der Augen, Husten und sogar Asthmaanfälle ist der Schimmelpilz verantwortlich.

Die Luftfeuchtigkeit in Wohnungen hat unterschiedliche Quellen: Dunst durch Kochen, Nässe beim Baden und Duschen, „Atmen“ der Zimmerpflanzen, Verdunsten von Wasser aus Aquarien oder Hydrokulturen. Sogar die Ausatmungsluft von Personen gibt große Mengen von Wasser ab. In einem 4-Personen-Haushalt werden pro Tag etwa 10 Liter Wasser als unsichtbarer Dampf an die Raumluft abgegeben!

Schadstoffbelastung

Wohngifte und Schadstoffe haben unterschiedlichen Ursprung: Baumaterialien und Haushaltgeräte enthalten Isolierstoffe, eventuell Asbest. In Leimen, Lacken, Platten und Schaumstoffen sind größere Mengen Formaldehyd

Werden Sie hellhörig bei:
- häufigen Kopfschmerzen
- geröteten Augen
- ständigem Reizhusten
- Benommenheit

Lassen Sie Ihre Wohnräume testen!

enthalten. Sie führen zu Reizungen der Schleimhäute und Atemwege. Lösungsmittel in Farben, Harzen, Polituren und Reinigungsmitteln lösen nach kurzer Zeit Kopfdruck- und -schmerzen, Entzündungen von Schleimhäuten, Störungen der Nerventätigkeit und sogar organische Nierenschäden aus.

Andererseits produziert der Bewohner seine „Schadstoff-Luft" selbst: Staub, Rauch von Zigaretten und Essen verpesten die Räume und beeinflussen das Wohlbefinden. Der Aufenthalt in Räumen mit „schlechter" Luft wird zur Qual.

Richtig und optimal lüften

- Öffnen Sie die Fenser mehrmals täglich weit für 4–6 Minuten – Stoßlüftung!
- Schließen Sie während des Lüftens die Thermostatventile der Heizkörper – Geldersparnis!
- Leiten Sie den Wasserdampf in der Küche und im Bad sofort nach draußen – Feuchtesenkung!
- Stellen Sie Ihre Möbel einige Zentimeter von den Wänden auf – Schimmelvermeidung!
- Sorgen Sie im Sommer bei Hitze für kühlenden Durchzug, vor allem im Schlafzimmer – Frischluft und Kühlung!
- Lassen Sie das Fenster nicht stundenlang spaltweise geöffnet – Geldverschwendung!
- Lüften Sie am frühen Morgen alle Räume mehrere Minuten, um frische Luft hineinzulassen – kompletter Raumluft-Ersatz!
- Vermeiden Sie das Trocknen von Wäsche in Räumen – keine zusätzliche Feuchtigkeit!

Von Luftbefeuchtern, Zimmerpflanzen und Wintergärten

Luftbefeuchter – ja oder nein?

Zu trockene Luft enthält mehr Staub und Schadstoffe. Die Folgen: man wird schneller müde, Haut und Schleimhäute trocknen aus (s. S. 77). Luftbefeuchter sollen helfen. Zuerst schaut man auf sein Hygrometer – die Luftfeuchte liegt unter 30 Prozent. Da muß man nachhelfen. Das einfachste ist: feuchte Tücher auf die Heizkörper legen. Schnell sind sie trocken – das Wasser ist verdunstet. Meist ist diese Taktik zu aufwendig und verunstaltet den Anblick des Zimmers. Es hilft aber gut.

Haben Sie Luftbefeuchter in Ihren Räumen und vielleicht öfter grippale Infekte? Dann kann man prüfen, ob in Ihrem Blut Antikörper gegen die im Befeuchter wachsenden Erreger vorhanden sind.

Schöner anzusehen sind Behälter, die an die Heizkörper gehängt werden. Sie sind auf Dauer nicht unbedingt zu empfehlen, sogar ungeeignet, da sie als Brutstätten für Bakterien dienen. Eigentlich müßten sie täglich gereinigt werden, doch wer hat schon die Zeit dazu? Durch Motoren angetriebene Befeuchter können zu ausgesprochenen Bakterienschleudern werden. Bakterien und Pilze werden aus schlecht gereinigten Geräten in die Luft geblasen und verursachen das sogenannte „Luftbefeuchter-Fieber“. Es ist nur schwer von einer normalen Grippe oder einer Erkältung zu unterscheiden. Treten häufig fieberhafte Infekte auf, sollte man auf strenge Hygiene achten und das Wasser täglich erneuern.

Zimmerpflanzen – die schönsten Belüfter

Am schönsten läßt sich die Raumluft mit Zimmerpflanzen verbessern. Sie geben einen Teil des Gießwassers als Wasserdampf wieder an die Luft ab. Entsprechend häufig müssen sie gegossen werden.

Ein idealer Luftbefeuchter ist das Zyperngras – auch bekannt als Papyrus. Es benötigt als Sumpfpflanze der Tropen und Subtropen sehr viel Wasser. Von den Blättern, die wie kleine Regenschirme an einem langen Stiel sitzen, wird die Flüssigkeit in großen Mengen verdunstet. Wer viel trinkt, der verdunstet auch viel – das gilt nicht nur für Pflanzen.

Das Chlorophyll des Grüns der Blätter sorgt für eine zusätzliche Abgabe von Sauerstoff an die Luft. Grünpflanzen haben ihren eigenen Stoffwechsel: Kohlendioxid rein – Sauerstoff raus. Damit wird die Qualität der Luft wesentlich verbessert. Das geschieht am Tage unter dem Einfluß der Sonnenstrahlen. Nachts geben Pflanzen, allerdings in beschränktem Maß, Kohlendioxid ab.

Unter den Schönheiten im Blumenfenster gibt es auch „Giftfresser“: Philodendron, Bambuspalmen und Englischer Efeu sind in der Lage, Schadstoffe aus der Luft aufzunehmen. Verantwortlich dafür sind Blätter und Luftwurzeln. Ihnen schmecken unter anderem Chemikalien, die aus Möbeln ausdünsten, wie z. B. Formaldehyd.

Wintergärten – immer ein tolles Klima

75 Prozent aller Deutschen träumen von einem Wintergarten in ihrem Haus. Für die meisten bleibt es leider nur ein Traum! Für die anderen ein Ort der Erholung. Das Glashaus ist ein zusätzlicher Wohnraum – durchschnittlich 12 Quadratmeter –, der zur Einsparung von Energie dient und gleichzeitig ein Klimapuffer ist. Warme Sonnenstrahlen gelangen durch große Glasscheiben in das Innere und bleiben dort „gefangen“. Die Temperaturen sind angenehm warm – besonders im Winter. Nachts kühlt sich der Raum deutlich ab. Alles in allem kann ein Wintergarten bis zu 30 Prozent des Energieverbrauches eines Einfamilienhauses einsparen.

Im 16. Jahrhundert gab es die ersten Wintergärten. Sie waren ein Vergnügen für die Reichen: ein teurer Spaß. Riesengewächshäuser mit speziellen Heizungen mußten gebaut werden – ganz aus Glas.

In diesem architektonisch reizvollen Anbau fühlt sich nicht nur sein Besitzer wohl, Pflanzen aller Art finden ihren Platz, verschönern das Ambiente und – verbessern das Klima. Bei ausreichender Isolation und Belüftung ist in diesem Raum eine tolle Atmosphäre. Die Luft hat ihre gesunde Zusammensetzung für Pflanzen und Menschen.

Klimaanlagen – ein Unklima

Über 2,5 Millionen Menschen in Deutschland verbringen ihren Arbeitstag in klimatisierten Räumen. Die Hälfte von ihnen ist darüber überhaupt nicht glücklich – sie fühlen sich in ihrem Wohlbefinden gestört. Ja, viele werden in diesem Klima sogar krank! Erkältungen, Allergien, Rheuma, Übelkeit, Konzentrationsmangel, Nervosität – alles Symptome, die „Klimatisierte“ angeben können. Ursachen dafür sind: das Funktionsprinzip, die Feineinstellung und die Hygiene.

Klimaanlagen – Ursache für Gelenkschmerzen oder Rheuma? Gekühlte Luftströme aus der Anlage strömen mit hoher Geschwindigkeit immer über die gleichen Körperpartien bei immer gleicher Körperhaltung am Arbeitsplatz – bald entstehen Beschwerden.

Klimaanlagen sind – neben unerträglichen Chefs oder mobbenden Kollegen – die stärksten Killer der Qualität des Arbeitsplatzes. Bakterien, Pilze, Schadstoffe, aber auch trockene Luft und monotone Temperierung steigern in klimatisierten Räumen das Entstehen von Krankheiten. Die Luft ist sogar mit mehr Schadstoffen belastet als die Außenluft. Also: Gefahr statt Hilfe!

Warum? Klimaanlagen saugen Außenluft an, erwärmen oder kühlen sie ab, lassen sie durch Befeuchter strömen, regulieren die Temperatur auf gewünschte Grade und leiten sie in einen Raum. „Es zieht!“ – so empfinden die Anwesenden den Luftstrom. Er kann bis zu fünfmal höher sein als bei der Belüftung durch ein offenes Fenster. Je kürzer die Entfernung zu den Klappenschlitzen, desto intensiver ist der kühlende oder erwärmende Luftzug. Dort ist er besonders unangenehm – zu kalt oder zu warm. Es kommt zu Unbehagen, Müdigkeit, Kreislaufbeschwerden und Häufungen von Infekten. Derjenige, der Kontaktlinsen trägt, leidet an trockenen Schleimhäuten, tränenden Augen und Entzündungen. Erst, wenn er die Brille auf der Nase hat, verschwinden diese lästigen Beschwerden.

Ein Kopfdampfbad – ein altbewährtes Mittel – hilft Ihnen bei Husten und Heiserkeit, Halsschmerzen und Kratzen im Hals. Kamillenzusätze wirken antientzündlich, abschwellend und schleimlösend.

Oft ist die Luft zu trocken. Dies führt zu Heiserkeit, Hustenreiz und Entzündungen im Hals. Viren und Bakterien fühlen sich in trockener Luft wohl, siedeln sich auf anfälligen Schleimhäuten gern ab. Das bedeutet: Krankheit. Bei schlechter Wartung werden Klimaanlagen sogar zu Bakterienverteilern. Das Risiko einer Vermehrung von Keimen in der Anlage steigt besonders stark während eines technischen Stillstandes.

Bekannt ist auch das Krankheitsbild „Luftbefeuchter-Fieber" bei großen Anlagen. Es handelt sich um allergische Reaktionen auf Erreger, die sich in der Befeuchterkammer vermehrt haben. Anfallsweise treten unnatürliche Müdigkeit, bleischwere Glieder, Hustenreiz, Atemnot, Schüttelfrost, Schweißausbrüche, abends sogar Fieber auf. Häufig erscheinen die Symptome nur am Anfang der Woche – dann tritt Gewöhnung ein.

Und noch etwas macht vielen Menschen im Kunstklima das tägliche Arbeitsleben zur Qual: Das zwar meist leise, aber ständige Geräusch der technischen Antriebe. Bei modernen Geräten ist kaum ein Ton zu hören – lästig sind jedoch die Schwingungen der Luft, die sich störend auf das Nervenkostüm auswirken.

Klimaanlagen sollte man in unseren Breiten nur dann in ein Gebäude einbauen, wenn es wirklich unumgänglich ist – aber niemals in Wohnungen. Zur Routine darf es nicht werden. Eine natürliche Lüftung ist und bleibt die beste und gesündeste Art, frische Luft und angenehme Temperaturen in den Räumen zu erzeugen.

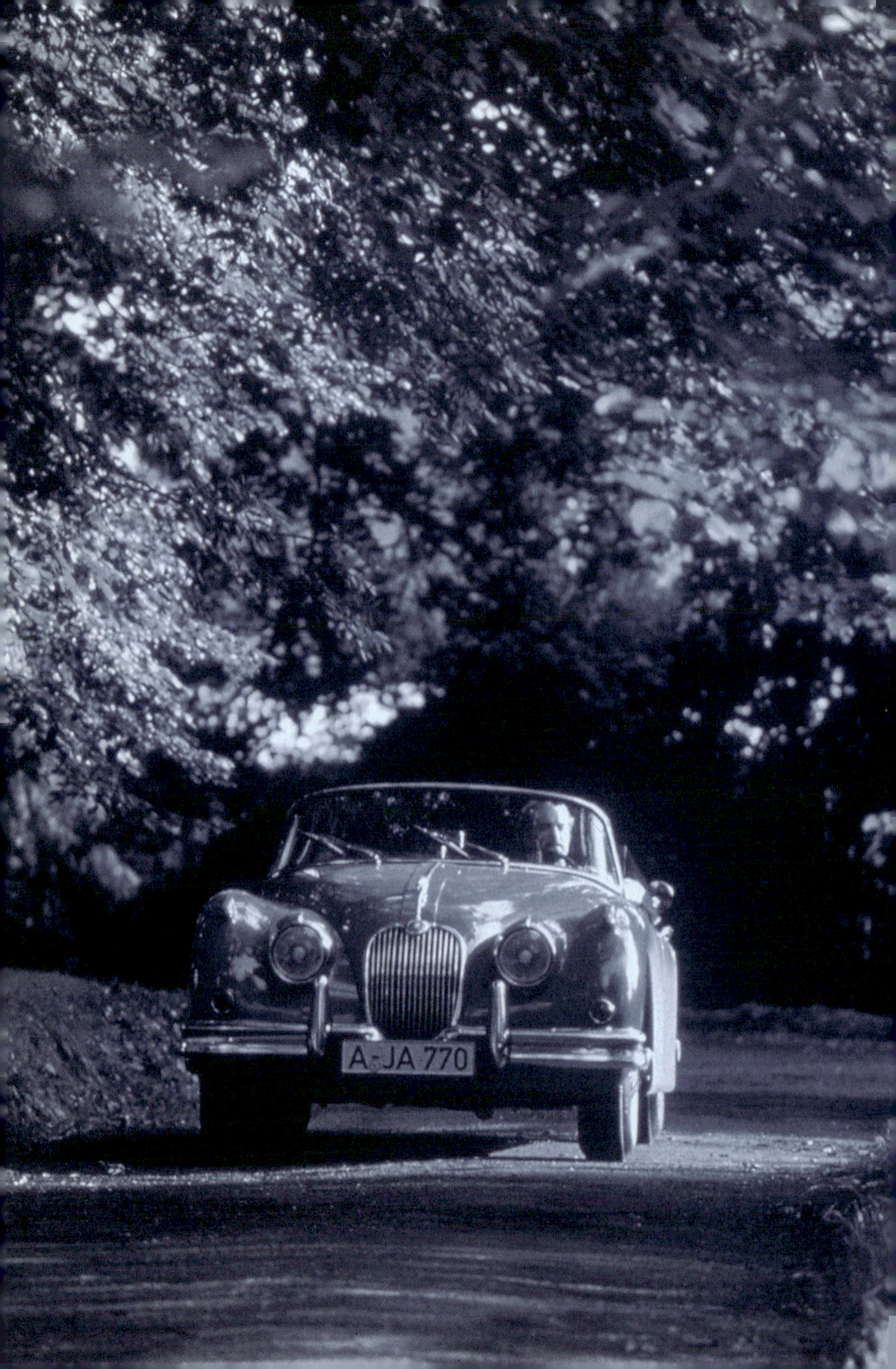
A-JA 770

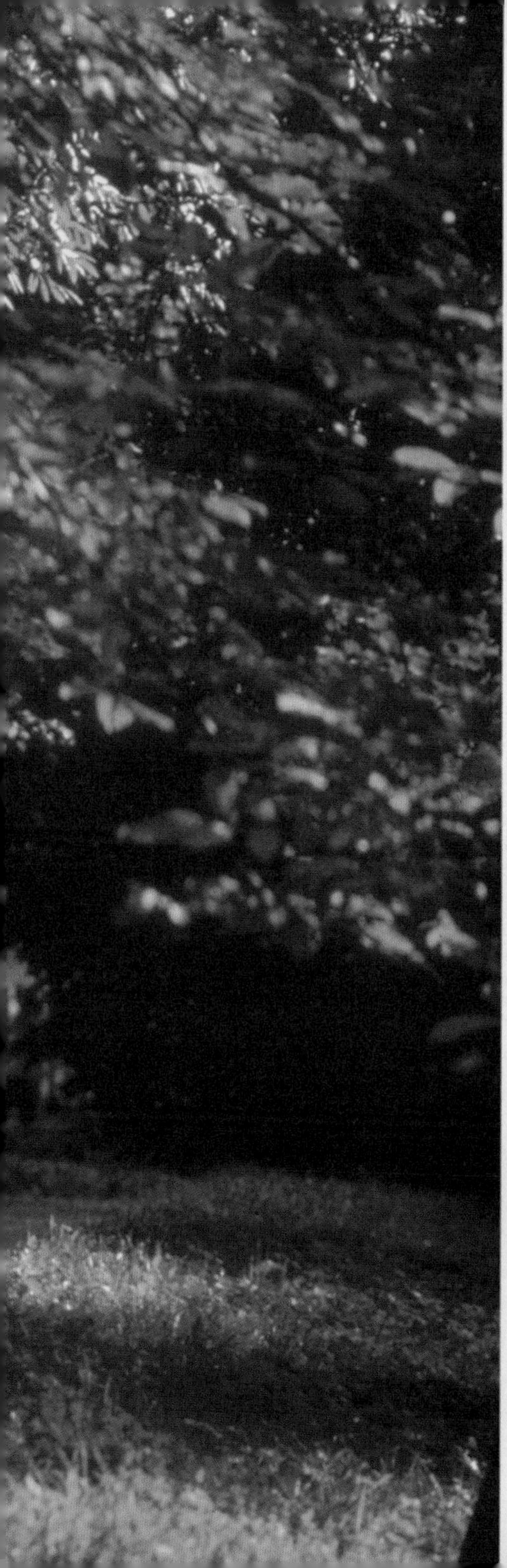

Das Auto hat sein eigenes Klima

Das Auto ist das Transportmittel Nummer 1 der Deutschen. In ihm herrscht ein ganz besonderes Klima – oft nicht das beste. Aber auch hier gibt es Verbesserungsmöglichkeiten.

Der Kasten auf vier Rädern ist immer noch das beliebteste Reisemittel in den Urlaub. Trotz der zeitsparenden Anbindung durch öffentliche Verkehrsmittel benutzt der eilige und hektische Erdenbürger unserer Zeit sein Auto für die Fahrt zur Arbeit – trotz stundenlanger Staus. Das Auto steht auf der Beliebtheitsskala von allen wichtigen Dingen des Lebens an erster Stelle – es wird oft besser behandelt als Frau und Kinder!

Doch: Plötzlich wildes Hupen und quietschende Bremsen, ein harter Knall, ein schriller Aufschrei und dann ein Gewimmel und Stimmengewirr. Schnell bildet sich ein Auflauf von Menschen um ein Auto – die Fahrer schreien sich an, Passanten reden durcheinander, Fäuste werden gehoben, der Mittelfinger berührt da und dort die Stirn. Ein Unfall! Eigentlich nichts besonderes. Es gibt keinen Tag, an dem es nicht knallt. Aber gerade heute hat es schon viel häufiger die Polizei zum Unfallort geführt: das Wetter – reinstes Unfallwetter!

Auto fahren bei jedem Wetter?

Vergleichende Untersuchungen von Unfallursachen, -orten und -zeiten haben gezeigt: Es gibt einen direkten Zusammenhang zwischen Wetter und Anzahl von Unfällen. Als besonders fördernd für Blechbeulen und ärgerliche Auseinandersetzungen erweisen sich heranziehende Tiefausläufer oder Tiefdruckgebiete. Föhn in den Voralpen läßt die Zahl der Unfälle auf allen Straßen hochschnellen. Ursache ist das gereizte vegetative Nervensystem, das wir nur schwer selbst steuern können. Besonders Wetterfühlige leiden unter den plötzlichen Funktionsstörungen – es kommt zu einer Verlängerung der Reaktionszeit. Es sind zwar nur Bruchteile einer Sekunde, sie können jedoch für den kurzen Moment einer Unachtsamkeit entscheidend sein.

Nicht nur der Mensch – auch das Wetter ist an Unfällen schuld. Wissenschaftliche Untersuchungen bestätigen eindeutig die Zusammenhänge zwischen Wetterreizen und Unfallhäufigkeit.

Erste Helfer, Zeugen des Herganges und erfahrene Polizisten können sich das menschliche Versagen nicht erklären. Die Beteiligten geben häufig Abgeschlagenheit, Konzentrations- und Leistungsschwäche, Gereiztheit und Aggressivität an. Manchmal ist es ihnen ganz bewußt, oft empfinden sie jedoch diese veränderte Stimmung nicht als belastend. Sie seien eben öfter so. Heute vielleicht etwas mehr.

An diesem „unerfreulichen" Tag für die Unfallverursacher hat das Wetter seine Eigenart. Bei Schwüle, Sturm und auch Naßkälte nehmen aggressives Verhalten und unangepaßte Fahrweise zu.

Schon bei einem gesunden Menschen kann sich durch das markante Wetter das Reaktionsvermögen um 0,3 bis 0,4 Sek. verlangsamen. Bei Tempo 100 verlängert sich der Bremsweg um 8 bis auf 11 Meter.

Ist der Wetterfühlige zusätzlich durch die Einflüsse des schwül-warmen Wetters in seiner Befindlichkeit gestört, verhält er sich nicht mehr normal – nämlich nicht den Bedingungen des hektischen Straßenverkehrs angepaßt. Die Folgen: Crash, Blechschäden, Verletzte; also Ärger über Ärger. Oftmals ist es vor der heranziehenden Wetterstörung noch sonnig und wolkenlos. Die Stimmung ist bestens. Das Barometer zeigt nur geringen Druckabfall – der Zeiger sinkt langsam. Warmluft zieht auf. Sie kommt von Süden aus subtropischen und tropischen Breiten. Zuerst breitet sie sich in großen Höhen aus und setzt sich nach und nach in tiefere Schichten bis zum Erdboden durch. Dort erwischt sie die Menschen, insbesondere die Wetterfühligen. Die neuen Wetterreize wirken intensiv und führen zu den Störungen des Nervensystems.

Lieber das Auto stehenlassen

Sobald empfindliche Autofahrer spüren, daß sich ihr Wohlbefinden durch das Wetter verschlechtert, sollten sie überlegen, ob sie in dieser Situation lieber auf das eigene Auto verzichten sollten. Öffentliche Verkehrsmittel bringen sie sicher an den Ort ihres Wunsches. Sich dafür entscheiden, heißt für den professionellen Autosklaven: über den eigenen Schatten springen! Nur der Verantwortliche wird sich richtig entscheiden. Wer jedoch trotz aller Erwägungen sein Auto benutzt, sollte die Geschwindigkeit deutlich reduzieren und vorsichtig fahren. Vermehrte Aufmerksamkeit muß hinter dem Steuer Regel Nummer 1 sein. Häufige Fahrtpausen mit Bewegung an frischer Luft, bequeme Kleidung, leichte Kost und Tee oder Mineralwasser sind wichtige und zu beachtende Empfehlungen. Leise Musik aus dem Autoradio besänftigt die gereizten Nerven und schafft Gelassenheit. Damit dürfte der Zielort ohne Schaden erreicht werden.

Das Klima im Auto

Nicht nur Wetter und Klima um das Auto herum haben Einfluß auf die Insassen. Auch im Innenraum eines Fahrzeuges herrscht eine ganz spezielle Atmosphäre. Es ist gewissermaßen ein Klima wie in einem Glashaus. Heute haben die Autos große Fenster: vorn und am Heck aus aerodynamischen Gründen schräg, an den Seiten großflächig. Das sind hervorragende Angriffspunkte für die Wärmestrahlen der Sonne. Im Sommer heizen sie ein ungeschütztes Auto auf. Es können bis zu 70 Grad auf einem Innenthermometer abgelesen werden. Der reinste Backofen! Natürlich sinken die Hitzegrade schnell wieder ab, wenn Türen und Fenster geöffnet werden und sich das Fahrzeug in Bewegung setzt. Der Fahrtwind kühlt, und die Belüftung pustet frische Luft in das Innere.

Auch das zwischenmenschliche Klima ist für eine Autofahrt wichtig: nette Gespräche der Reisenden untereinander, wohlklingende Töne aus dem Autoradio, Hilfe beim Suchen des Fahrweges, Hinweise bei unübersichtlichem Verkehr, gemeinsame Rast und Entspannung.

Dennoch liegen die Temperaturen trotz guter Belüftung etwa 10 Grad über der Außentemperatur. Das führt zu einer erheblichen Wärmebelastung. Herzpatienten und Menschen mit niedrigem Blutdruck leiden stärker als Gesunde, bei denen aber ebenso Störungen des Befindens auftreten können. Schweißausbrüche, Herzklopfen, Flimmern vor den Augen, geröteter Kopf, Fröstelgefühl, Schlappheit und Minderung der Konzentration bergen die Gefahr eines Unfalles in sich. Streß im Auto ist vorprogrammiert. Wer eine lange Reise in den Urlaub plant, sollte vorbeugen:

Tips für eine gute Autofahrt

- Beginnen Sie Ihre Fahrt in den kühlen Morgenstunden, am Nachmittag oder in den Abendstunden.
- Öffnen Sie bei Hitze die Fenster – allerdings nur einen Spalt breit. Damit vermeiden Sie Erkältungen und Muskelschmerzen durch Zugluft.
- Berücksichtigen Sie beim Autokauf auch die Farbe: helle Autos heizen sich nicht so stark auf.
- Müssen Sie in der Hitze fahren, dann legen Sie mehrere Pausen ein, erfrischen sich mit kaltem Wasser und trinken viel.
- Kleiden Sie sich locker und luftdurchlässig. Hut und Mütze dienen als Sonnenschutz – außerhalb des Autos!
- Bleiben Sie bei einem Gewitter im Auto. Es bietet Ihnen einen sicheren Schutz vor den Gewalten eines Blitzes.

Gesunde und Kranke profitieren bei allen Fahrten in sommerlichen Temperaturen vom guten Klima in Air-Condition-Fahrzeugen.

Wohl dem, der sie hat: die Klimaanlage

Klimaanlagen im Auto sind heutzutage wesentlich mehr als ein Extra an Komfort. Sie leisten einen Beitrag zur Erhöhung der Sicherheit der Insassen. Fazit: geringeres Unfallrisiko. Der technische Fortschritt garantiert angenehme Temperaturen im Innenraum. Dadurch wird die Konzentration des Fahrers erhöht – Ermüdungen stellen sich nicht so schnell ein. Der Reisestreß ist für alle Mitfahrenden geringer. Menschen mit Herz- und Kreislaufbeschwerden und Bluthochdruck profitieren besonders bei Fahrten in Gegenden mit sommerlichen Temperaturen.

Während Klimaanlagen in Räumen mehr Schaden als Nutzen bringen, sind sie im Auto eine äußerst sinnvolle Investition.

Einige Zeit vor einem Halt sollte man die Klimaanlage ausschalten, damit sich die Luft etwas erwärmt. So können Sie einen „Hitze-Schock" vermeiden, wenn Sie bei heißer Temperatur oder Schwüle aus dem Auto aussteigen. Zu kühl sollten Sie die Temperatur nicht einstellen, damit Sie nicht unterkühlen und einen Infekt der oberen Luftwege bekommen. Ihr Wärmehaushalt hat sich an sommerliche Temperaturen angepaßt, er reguliert der Jahreszeit entsprechend. Ist die Temperatur auch nur zeitweise während einer Autofahrt zu kühl, wird seine Regulation überfordert.

Adressen von medizin-meteorologischen Beratungsstellen

Medizin-meteorologische Beratungsstellen des Deutschen Wetteramtes

Bei folgenden Telefonnummern können Sie sich u. a. über Wohnortberatungen informieren. Außerdem erhalten Sie die für Ihre Region zuständige Telefonnummer des Biowetter-Dienstes der Deutschen Telekom (s. auch unten).

	Telefon-Nummer
Schleswig-Holstein, Hamburg, westliches Niedersachsen, Bremen, Mecklenburg-Vorpommern	040/60 17 32 47
östliches Niedersachsen, Nordrhein-Westfalen	0201/710 21 52
Sachsen-Anhalt, Sachsen, Brandenburg, Berlin, Thüringen	0331/31 62 49
Hessen, Baden, Rheinland-Pfalz, Saarland	069/80 62 26 93
Bayern, Württemberg	089/15 93 82 40

Weitere Informationen u.a. über Lufthygiene, Pollenflug, UV-Strahlung, thermische Belastung (Wärmebelastung, Kältereize) erhalten Sie beim Deutschen Wetterdienst in Freiburg, Tel. 0761/2 82 02-0.

Informationsdienst der Deutschen Telekom

Unter der Generalnummer 0190/11 54 60 erhalten Sie aktuelle medizin-meteorologische Hinweise des Deutschen Wetterdienstes über eine gebührenpflichtige Ansage. Die Telefonnummer speziell für Ihre Region können Sie über obige Telefonnummern erfragen.

Die Pollenflugvorhersage können Sie unter der Generalnummer 0190/11 54 80 abrufen. Für die regionalen Nummern siehe oben. Gleiches gilt für die UV-Index-Vorhersage mit der Generalnummer 0190/11 54 30.

Stichwortverzeichnis